U0396962

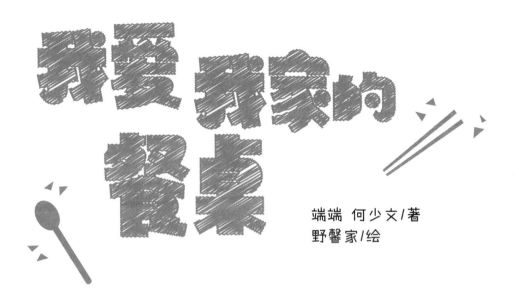

我爱我家的餐桌

端端 何少文/著

野馨家/绘

广西师范大学出版社

·桂林·

图书在版编目(CIP)数据

我爱我家的餐桌/端端,何少文著.—桂林:广西师范大学出版社,2020.12

ISBN 978-7-5598-3313-6

Ⅰ.①我… Ⅱ.①端… ②何… Ⅲ.①饮食-卫生习惯-儿童读物 Ⅳ.①R155.1-49

中国版本图书馆 CIP 数据核字(2020)第 197462 号

我爱我家的餐桌

WO AI WOJIA DE CANZHUO

出 品 人:刘广汉
总 策 划:野生救援 WildAid
策　 划:史蒂夫　端　端　田　原　何梓涵
责任编辑:杨仪宁
项目编辑:孙羽翎
装帧设计:钟　颖
插　 画:野馨家

广西师范大学出版社出版发行

（广西桂林市五里店路 9 号　　　　邮政编码:541004）
（网址:http://www.bbtpress.com）

出版人:黄轩庄
全国新华书店经销
销售热线:021-65200318　021-31260822-898
山东临沂新华印刷物流集团有限责任公司印刷
（临沂高新技术产业开发区新华路 1 号　邮政编码:276017）
开本:890mm×1 240mm　1/32
印张:6　　　　　　　　字数:87 千字
2020 年 12 月第 1 版　　2020 年 12 月第 1 次印刷
定价:39.00 元

如发现印装质量问题,影响阅读,请与出版社发行部门联系调换。

序

《我爱我家的餐桌》，这本名字透着浓浓亲情的小书，讲述了我们每个人熟悉的、有相同经历的重要的事——一家人在一起，好好吃饭。

书中的主人公是忙忙碌碌但是有爱的一家人（我相信你在其中也能看到自己和家人的影子）。书中所讲述的故事，虽都是生活中常见的、平凡又温馨的场景，却也会让你有新鲜的感受。因为，就在这些日常的柴米油盐里，不知不觉中道出了大家都关切的问题——我们能否继续拥有美好未来。比如，我们真的能拖住气候变化的脚步？自己生活的城市里，空气能否一直保持清新？我们真的能让自家餐桌上的小改变帮助人们达成看似遥远的目标？

我们邀请到很多领域的专家学者，共同回答这些疑问。他们通过一个个小故事，讲述着当前人类面临的气候变化与现实生活相关的问题，也给出了自己的宝贵建议。我相信这是我们每个人都关注的问题，也是我们每个人都想达成的目标，也只有得到大家的认可和协力推进方可实现。

在这本图文并茂的小书里，我们希望让孩子们和爸爸妈妈在轻松愉快的阅读中，感受到新鲜的、充满活力与时代气息的、健康的、可持续的生活态度。

中国是美食文化悠久的国度。直到今天，中国美食的生命力仍然蓬勃。You are what you eat——怎样吃饭，怎样选择科学合理的食谱，怎样减少碳排放，怎样才是"绿色消费"……在这本书里都有全新的呈现。开启餐桌上的小小改变，咱们就从阅读这本小书开始吧！

史蒂文·布莱克（Steven Blake）
野生救援（美国）北京代表处首席代表

目　录

引 言

　　我生活在一个再普通不过的家庭，和寻常人家别无二致。如果非要说有啥不同，大概就是我啦！

　　我叫大圣，一枚帅气、敦实、平日里不多见的巨型贵宾犬，汪汪汪。

　　大圣？对，就是"齐天大圣"的"大圣"。"齐天大圣"是美猴王，精通七十二变，但它只活在故事

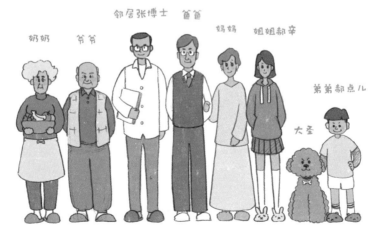

里。而我是真实的，看得见，摸得着，善解人意，人见人爱。当然，用圆滚滚、毛茸茸、呆萌萌来形容我可能更贴切。

郝点儿是我的死党，好哥们，他是家里的二宝。我俩同岁，一起长大，我的名字也是他给起的。我虽然是只"巨贵"（巨型贵宾犬），身高却只有50厘米，算是"巨贵"里的小个子。可郝点儿认定我是一只不平凡的狗狗，他总幻想有一天我俩能一起拯救世界，所以给我取名"大圣"。不管什么时候，气势上都不能输。

哦，顺便说一下，郝点儿马上要上小学了。不知道以后我们还能不能在爷爷的带领下偷偷溜出去吃好吃的呢？虽说奶奶和妈妈挺照顾我们的，但我们总觉得外面的食物充满魔力，你懂的，嘿嘿！

接下来，重点介绍一下我家的女神小姐姐，也是我家最聪明、漂亮，时而温柔时而很酷的天才百科少女——我和郝点儿的姐姐，郝辛。

姐姐今年16岁了，比我和郝点儿大整整10岁。听爸爸妈妈说，是出了一点儿"小意外"，郝点儿才来到我们家。具体什么情况我也不知道，他们没说我是不是也是这个"小意外"带来的，我也懒得了解，反正我和郝点儿是铁磁，这就够了！

好像有点儿跑题了。对！要隆重介绍一下姐姐。姐姐有个外号：Lucy pedia（百事通露西），她的同学都喜欢这么叫她。听姐姐的同学说起她在学校各种"升级""打怪"的经历，感觉她就是求知欲、自学能力顶级配置，天生领袖风范带超强逻辑和口才的学霸级"爱豆"，是必须被膜拜的。话说，姐姐去了国外学习，我们快一年没见了，虽然家人经常和她通电话，但我也没机会说两句。哎，好想她呀！多希望她的交流快点结束呀！

最中间这两位，不用我多说。左边是爸爸，右边是妈妈。姐弟俩长得都这么可爱，性格都这么好，多亏了爸爸妈妈的遗传基因和平时的教导。这句话听起来好官方哦，扑哧……

爸爸，大名郝助仁，医院的儿科主任，深受医院同仁和广大患者爱戴，但常常因为一些工作琐事惹妈妈生气。比如，爸爸总是突然被医院的电话叫走，尤其是全家聚在一起的时候，真是很扫兴，不过大家也是理解爸爸的。

有一天，郝点儿跟我说爸爸是白衣天使，吓了我一跳。哎呀妈呀，家里出神仙啦？晚上，我偷偷溜进爸爸妈妈的卧室，亲眼所见，并没有看见他背上有翅膀啊，他就是一普通人类，鉴定完毕。

妈妈，苏珍。每天不仅要上班，还要关照好我们每一个人，比如检查我的狗粮够不够啦，督促郝点儿的功课啦，策划全家出游啦，负责把家中的冰箱塞满啦，等等，非常重要的这些事儿，可说是工作量超大。但你看，即使事情这么多，妈妈还是把自己打扮得美美的，堪称我们小区最漂亮的妈妈！

我家是一个三代同堂的大家庭，爷爷奶奶和我们住在一起。别看他们退休了，可都忙着呢！尤其是奶奶，精力充沛，社区活动积极分子，简直是我们小区的"区花"。和奶奶出门，我得三步一停、两步一抬头，和每一个人打招呼问好。奶奶在家也不闲着，经常试着做那些从电视上学的古怪汤水、养生菜肴、健康食谱，让爷爷、郝点儿和我吃。爷爷自然是受不了的，为了躲避当"小白鼠"，找机会就带着我和郝点儿溜出去觅食。但有时，爷爷也会帮着爸爸妈妈说我们，摆出一副大领导的样子。

对了，我家还有个"编外成员"，爸爸的同事张博士，也是我家的邻居。我们都叫他张叔叔。在我家的故事中，他的出场机会还挺多的，谁让他懂得多，好为人师呢。让我们一起接着往下看吧！

爷爷退休了

　　周末到了，爷爷戴着老花镜坐在客厅的沙发上看报纸，郝点儿在一旁拼乐高，爷爷一边摇着头一边自言自语。

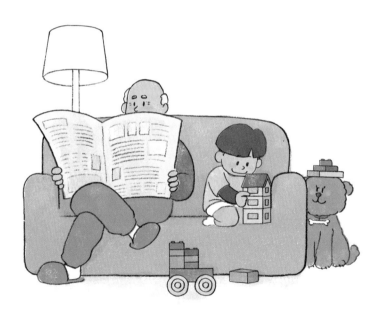

"哎呀，我看这个新闻说老人坐地铁戴'无须让座'牌子就很好嘛，我们退休老人不麻烦年轻人，身子骨硬朗得很，还是可以为社会发光发热做贡献的！"

郝点儿抬起小脑袋问道："爷爷，你打算怎么发热呀？你是太阳吗？哈哈哈！"

爷爷："这个问题嘛，我还需要和你爸妈好好讨论一下，开个家庭会议……"

郝点儿放下手中的乐高："太阳爷爷，我饿了。"

爷爷放下报纸，眯着眼睛抬头看看表："你爸爸买菜去这么久了，怎么还没回来？想当年我像他这么大时，家里家外都是一把好手！"

爷爷起身正朝厨房走去，妈妈端着切好的果盘从厨房走出来："哎呀爸，餐前半小时吃点儿水果，有助于健康，咱们一会儿就开饭啦！"

爷爷应声："难道还不许我们退休老人发挥余热吗？也是帮你们减减负嘛。"

妈妈赶紧补充："谢谢爸，您帮我们多管管这俩小魔头就好啦！"

此时此刻，郝点儿和我正在和乐高战队进行"军事演习"。

爷爷摆摆手正想说什么，这时爸爸推门进来了，拖着一推车从超市买回来的战利品，兴奋地说："我可知道你们为啥都爱一大早买菜了，果然没错！这大清早的蔬菜就是新鲜，大家看看，今天我可是满载而归，下周我还去！"

奶奶和妈妈都乐了。

"要不，您也多去和我妈一起跳广场舞，又快乐又健身。"妈妈一边帮爸爸从推车里把菜拿出来一边对爷爷说。

爷爷把报纸扔到面前的茶几上，两手一摊："苏珍提的意见，我还是可以考虑一下的，广场舞确实健康又环保，改天我还真要去试试。"

一直坐在沙发上看电视的奶奶说话了："哎，你这四肢不协调的，劝你还是省省，跳广场舞岂不是要笑死街坊邻居哟。"

说完又转头对孙子说："郝点儿，咱们去看看你爸爸给你买什么了？"

郝点儿扔下手里的乐高，跑到门口，扒拉两下爸爸的菜篮子，顿时兴致全无："哼！都是蔬菜，绿油油的，我才不吃草呢！"

妈妈随手拿起一个荷兰豆放在鼻子和嘴巴中间，装作胡子侦探，撅着嘴，弯下腰对郝点儿说："妈妈可以把它变得很好吃哦，信不信？"

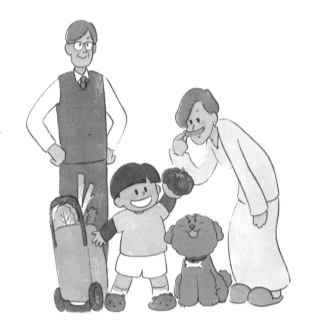

郝点儿看了一眼搞怪的妈妈，随便拿出菜篮中的一个蔬果："你看这个胖西红柿，长得多丑，我一点吃它的想法都没有。"

听他说完，爸爸和妈妈都笑出声来，我也飞奔到郝点儿跟前，瞅着这颗长相奇怪的西红柿，汪汪直叫，为我兄弟站台。

爸爸从郝点儿手里拿起西红柿："食物不可貌相哟，虽然有的看起来丑了点儿，但味道和营养可丝毫不打折扣。爸爸我最拿手的就是西红柿炒鸡蛋！营养好吃还下饭，堪称国民看家菜，一会儿请大家品一品。"

"西红柿炒鸡蛋？真有那么好吃吗？"郝点儿心里嘀咕。

这时电话铃响起。"郝点儿，快去接电话，我跟你妈得做饭了。"爸爸说完和妈妈进了厨房。

郝点儿不情愿地走过去，伸出小胖手缓缓接起电话："喂，叔叔好，哦，我爷爷他今天得在家吃饭……"

还没等弟弟说完，爷爷不知何时已站到电话机旁边，抢过电话："喂，小孙啊，单位召唤我啊，那我就勉强、抽空为单位做一下贡献好了，最近我看这个退休发挥余热的新闻很多啊，有空我回单位，和大家交流交流。啊？不用我上台演讲？我最近身体还在调养，就不回单位了。什么，还有总结汇报？那我就勉为其难参加一下。什么？一把手才能发言？我们这些老领导不用去了？好吧……"爷爷失望地挂掉电话，弟弟冲过来问："爷爷，你又要去开会啊。"

爸爸从厨房探出头笑着说："爸，重阳节到了，单位这是慰问你们，要召开老干部座谈会吧？"

爷爷眉头一皱，认为事情并不简单："这怎么能是慰问呢？恰恰说明了，我们单位、我们的年轻同志，离不开我们这些老干部，我刚退休，大家就急着把我召回去。"

"得嘞，反正单位就是离不开你呗。"爸爸违心地夸赞。

爷爷穿上外套，这就要出门，被爸爸叫停："爸，您现在就出门啊，都要吃饭了。"

爷爷仿佛没听见似的，头也没回，关上门就出去了。

"嗨，你还不知道咱这位爷爷，就这样儿，开会一定得提前一小时到，工作的事儿永远比天大。"奶奶拍拍爸爸的肩膀说，两人相视一笑。

没想到不一会儿，爷爷抱着一个纸箱回来了，重重把门关上。妈妈正把做好的菜放到餐桌上，看到此情此景便迎了上去。

"爸，您不是去开会吗？怎么这么快就回来了？"

爷爷愤愤说道："现在提倡精简会议，不用开会了。"说完直直走回卧室，关上了门。

"咱爸这是怎么了？"妈妈纳闷。

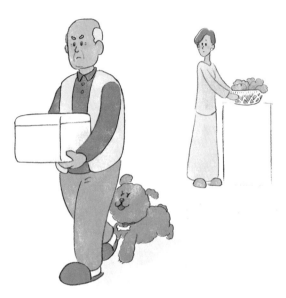

我也嗅到了那个新来的纸箱，得过去审查一下。

郝点儿也跟了过来，看着爷爷拿回的纸箱，准备拆开，妈妈上前阻止。

"不嘛，我要看。"郝点儿撒泼。

当妈妈正要发火的时候，发现脚下异常，低头一看，竟然有一只鱿鱼趴在地上，接下来这一秒仿佛地震降临，我俩看着妈妈发出刺耳的尖叫声，忙不迭甩掉拖鞋，一脸惊慌跑回厨房。

"怎么回事？"爸爸瞅着怀里直哆嗦的妈妈，一脸错愕。

"快，快！"妈妈大口喘着气。

"蟑螂？"爸爸发问。

妈妈摇摇头。

"老鼠？"

妈妈点点头，又迅速摇摇头。

"到底是什么啊，你快把我急死了。"

二人僵持间，客厅又传来了郝点儿的尖叫声。"怎么了？"妈妈躲在爸爸身后，夫妻二人又从厨房冲回客厅。

郝点儿正趴在客厅的茶几上，茶几下是倒开的纸箱和趴着的几只大鱿鱼！

客厅中三人一狗的声音如同齐鸣的礼花一样爆发出来，惊动了爷爷：

"这个家离开我就是要乱套！我回房间休息的空当，外面就搞成这副样子！"

"不是，爸，你看这大鱿鱼。"妈妈怕怕地说出来。

爷爷瞧一眼地板，淡定十足："鱿鱼是我拿回

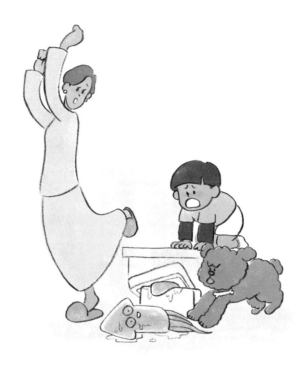

来的。"

大伙儿面面相觑，不知所措。

"这是我们单位重阳节慰问老人发的海产品！"爷爷这一解释，众人才松了口气。

半小时后，爸爸和妈妈招呼大家开饭！

"上菜喽。"郝点儿学着店小二的口吻吆喝着。

三人望着厨房门口，只见爸爸妈妈分别端着一大盘冒着热气的鱿鱼荷兰豆和西红柿炒鸡蛋出来了。

奶奶发问："哎，这西红柿和鱿鱼不能一块儿吃吧，会不会食物相克？"

"没这说法，"这时候爸爸作为专业医生的优势就体现出来了，"离开了剂量谈毒性都是耍流氓，只能说这两种食物有些肾脏不好的人吃了容易不舒服，其实这俩食物一起吃是没有危害的。"

爷爷听完松了一口气："哦，这也是我想说的。"他边说边拿起筷子，夹了一口鱿鱼，又来了一口西红柿炒鸡蛋："嗯，都很好吃嘛！"

"对对对。"爸爸笑着，同时和妈妈眼神交流，"爸，今天正好趁着这顿饭，咱们全家热烈欢迎您光荣退休，欢迎老同志回家主持指导工作！"

爷爷摆手："指导谈不上，我老了，跟你们年轻人比不了，最多也就是给奶奶打个下手吧！"

妈妈顺着爸爸的话茬继续夸："那可不行，现在做饭可不比从前，吃什么，怎么吃，讲究多着呢。更何况孩子们都在长身体，我们除了多征求专家的意见，还是需要您和我妈这些长辈的饮食指导和经验啊。"

"合着我退个休，还成家里的生活顾问了？"爷爷话里掩藏不住的骄傲。

爸爸妈妈秒懂，齐声说道："爸，这家可真离不开您！"

"既然这么说，那以后我就勉强主持这项工作了，还请大家多提宝贵意见嘛！"

郝点儿带头鼓掌叫好，我也汪汪两声以示庆贺。

"请爷爷批准，我要吃炸鸡薯条汉堡包！"

爷爷眉开眼笑："哈哈哈，这还算个事儿，走起！"

"啊？！"爸爸妈妈面面相觑，说好的健康饮食呢？

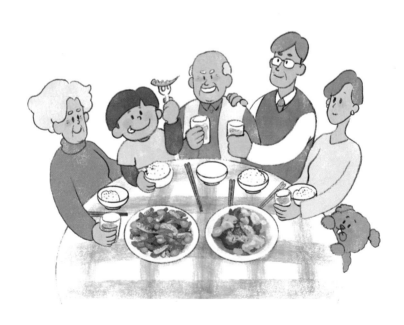

鱿鱼清炒荷兰豆

 用 料

鱿鱼须 70g、荷兰豆 100g、胡萝卜 50g、生姜 5g、大蒜 5g、料酒 10ml、盐 1g、生抽 10ml、油 30ml

步 骤

1 鱿鱼须洗净切成 4cm 长段，荷兰豆去头尾，胡萝卜切片，生姜切丝，大蒜切末；

2 锅下适量油，油烧热至七成熟，放入鱿鱼须，炒至卷起；

3 加入生抽、料酒，翻炒上色；

4 重新起锅，加入少许油爆香姜丝、蒜末，加入荷兰豆和胡萝卜片，炒至断生加入盐；

5 加入鱿鱼须，翻炒均匀即可。

餐桌——全家人共同成长的"学校"

家人围坐在一起吃饭，享受美味的食物和温馨的时光，是一种幸福。研究表明，与不做饭的人相比，经常自己动手做饭的人幸福感更强；而经常在家吃饭的孩子也更少出现情绪低落或饮食紊乱的情况。一家人有规律地在一起吃饭，有助于父母及早发现孩子可能面临的问题和困境，从而帮助他们解决。

餐桌也是家庭教育的"学校"，一家人借着做饭、吃饭的机会沟通感情、交流思想，在这座"学校"里学习彼此认识，彼此接纳，彼此相爱。教导儿童吃饭，引导他们从小养成健康的饮食习惯和用餐礼仪；陪伴老人进餐，直观地了解他们的身体状况，认真地倾听他们的心理需要。

不仅如此，在家吃饭对健康也大有裨益。自家烹调更便于搭配各类食材，能更有效地控制饭量菜量，也更容易做到少油少盐。研究证明，经常在家吃饭的9～14岁的青少年比不常在家吃饭的同龄人所摄入的蔬菜水果更多，油炸食品更少，饮食习惯更健康。

② 姐姐回来了

　　美好的一天又开始了，阳光多么美好！爷爷奶奶和郝点儿都还没起床，这样舒爽的早晨是属于我大圣的。

　　奇怪，厨房里、卫生间里好像都有动静，什么情况，难道有坏人？

　　"汪汪汪，汪汪汪！"我赶紧冲着厕所门拉响我的狂吠警报。这时，厕所门开了，妈妈弯下腰冲我比画："小点儿声，大圣乖。"妈妈的脸美美的，身上香喷喷的，金色的小球耳环一晃一晃的，走到厨房催爸爸："快一点儿，要来不及了，咱们要让郝辛出来第一眼就看见我们。"

　　我的天啊，姐姐要回来了！

　　想当初，姐姐走的时候全家人到机场送别，平时酷酷的姐姐哭成了泪人，说到了国外就再也吃不到香喷喷的红烧猪蹄儿、重庆火锅、大盘鸡、麻辣香锅、

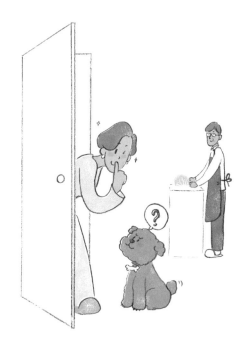

螺蛳粉、锅包肉等美食了。妈妈给她装了满满一箱各式调料，也不知道这一年地球那端的姐姐吃得好不好，会不会都瘦成一条闪电了？

其实，以我狗狗的嗅觉早就嗅出姐姐要回来的蛛丝马迹了。奶奶这几天一直在研究各种菜谱，说要中西合璧，与时俱进，把最流行的美食学到手。妈妈就更不用说了，除了和奶奶一起研究吃，还把家里做了一遍彻底大扫除，另外还买了鲜花和很多姐姐喜欢吃的零食，牛肉干、辣鸭脖、泡椒凤爪、猪肉脯，等等，都放在姐姐的零食小柜里了。就连郝点儿，昨天也从自己的储蓄罐里拿出钱，让爷爷带他去买了一个漂亮的蓝牙音响。爸爸估计也是调了班，这不一大早就跟妈妈打扮一番整整齐齐要出门了嘛。种种迹象表明，我猜得没错！我家小姐姐要回来啦！

可是，我竟然是最后一个才知道的！呜呜呜……谁能带我去宠物店做个美容？我也要有所准备地迎接姐姐！

咦，我听见门外有脚步声，还有轮子的声音，声音越来越大，走到我家门口时停住了，大门开了。

你一定，想不到，我看见了谁？

"哎哟，天哪！快来看看这是谁哦！"奶奶穿着睡衣，眯缝着眼睛从卧室里走出来，走到客厅正好见证了我和姐姐的四目相望，无声无息却饱含千言万语。但随着奶奶这高八度的一嗓子，平静打破，全家瞬间被点燃，爸爸、妈妈、爷爷和郝点儿都从家里各个角

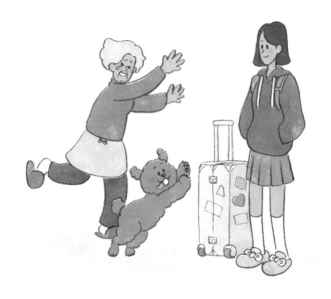

落急奔过来。和我刚才一样，都不敢相信，一个如假包换的大活人姐姐居然站在门口！

"辛辛，我的大宝贝儿啊！妈妈想死你了！"热情、直接，这是妈妈。

"飞机不是中午到吗？怎么你都到家了，还说去接你哪！"理性、啰唆，这是爸爸。

"啵，啵，姐姐！"这奶声奶气，一听就知道是郝点儿。

而我呢，话不多说，直接扑到姐姐怀里，求抱抱。

"我的大宝贝儿啊，你怎么提前回来了，只听说航班延迟的，没见过提前这么多的。坐了一宿飞机累坏了吧？"妈妈搂住姐姐，激动又担心。

"还好啦！我说你们就别操心我了，就知道咱们家一定会齐上阵浩浩荡荡奔赴机场接我，所以我告诉你们的是中午到的航班，这样我就可以提前回来了，避免在机场煽情尴尬，嘿嘿。"

"这么沉的行李怎么拿回来的？有人帮你吗，自己打车回来的？"爸爸瞬间也变唠叨了。

"干吗那么浪费啊，就两个行李箱一个背包，我左右开弓，坐地铁也不堵，经济实惠又节能环保，我在国外都这样。"

"一年不见，懂事不少嘛。"爷爷这时移步到姐姐身边，"来，让爷爷看看孙女长胖了没有。"

"爷爷，多谢您的关心！长胖可不好，那样也不健康。"姐姐嘟囔道。

"嘿嘿，也对。"爷爷尴尬地笑笑，"长胖倒是没有，但长高了不少嘛。"

奶奶赶紧打岔："哎呀，她爷爷，孙女刚到家你就缠着问东问西，大家赶紧洗手，咱们都来吃早饭。

等中午奶奶再做些你爱吃的！"

真没见过谁家接风宴是早上吃的，不过一家人在一起就是开心！

"谢谢奶奶，我一直惦记您做的饭，做梦都流口水！"姐姐一句话逗得全家哈哈大笑。

吃过早饭，家人纷纷拿出自己事先准备的礼物，争先恐后问着姐姐各种各样的问题。显然，姐姐在国外交流这一年进步很大，更乐观更大方了，吧嗒吧嗒说着自己在国外的趣事，大家也饶有兴趣地听着。我坐在一旁摇头晃脑想引起姐姐的注意，虽然也很兴奋，可就是没法直接参与讨论。

"哎呀，光顾着聊了，不知不觉又到饭点了，咱们开饭吧。"奶奶提议。

"什么？这么快就做好饭了？"姐姐问。

"家里早就备好了鱼啊，菜啊，肉啊，都是好吃的，就为了给你接风。"妈妈补充。

说话间，一盘盘热腾腾的菜摆上了餐桌，闻着真香。看着大碗冒尖儿的红烧牛肉、清蒸鱼、下饭神菜鱼香肉丝，还有我的最爱——烤羊排和冬瓜炖排骨……我不争气地在餐桌旁直流哈喇子……

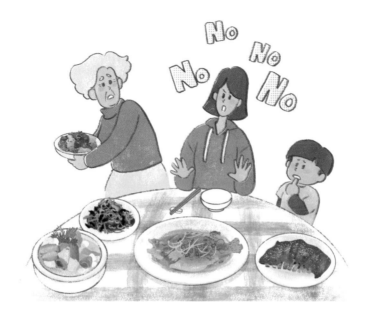

　　"What？No，no，no！这不行的呀。"姐姐大声叫出来。

　　"怎么回事？"大家以为出了什么问题。

　　"怎么每道菜都有肉？"姐姐皱眉。

　　"我大孙女不是最爱吃肉吗？"爷爷说。

　　"那是以前。学了环境科学后我知道了，全球变暖的一个很重要的原因，就是我们人类在生产生活中释放了大量温室气体，形成了温室效应。"

看着大家茫然的表情，姐姐解释道："就说咱家这餐桌上的食物，里面也大有名堂呢！肉类在生产、制作、运输过程中都会产生温室气体，据说不亚于交通工具的排放。"

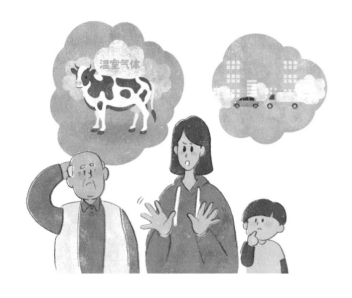

"姐姐，你到底在说什么啊？"郝点儿问道。

"所以，我现在是一名素食主义者。"郝辛自豪地说。

"啥？！"爷爷惊讶得老花镜差点儿掉下来。

"姐姐，你以前不是最爱吃肉吗？还老跟我抢盘子里的最后一块肉呢。"郝点儿也忍不住开腔。

"我已经不是过去那个无知少女了。"姐姐一脸不屑，"为了地球的未来，每个人都要尽量少吃一点儿肉来减少温室气体排放，算我们为应对气候变化出的一份力吧。"

"那你只能吃水果沙拉和醋烹豆芽啦，绝对素。"奶奶本以为用激将法加视觉诱惑可以动摇姐姐，不想姐姐回应得如此痛快："好，没问题！不过以后你们也不要做这么多、吃这么多肉了。"

"那怎么行啊！"这下大家彻底炸开了锅。

看着姐姐坚决的样子，怎么劝也无济于事，爸爸拿起了自己的手机，似乎在联系谁，从爸爸的眼神里看到一丝尽在掌握的感觉，难道……

为姐姐做了这么多美食，她不动筷子，大家也都直愣愣地坐在那儿，听姐姐继续科普她关注的环境问题。

一桌佳肴从刚开始的香味扑鼻到后来的热气全消，连我都能感觉到家里的气氛有些尴尬。

爷爷的上眼皮开始耷拉，很显然，他老人家不太想听这些太专业的话题，开始犯困了。

"叮咚"，听到门铃响，爸爸过去开门，原来是邻居张叔叔，爸爸用眼神示意了一下，又和他小声嘀咕了一句。

"张叔叔！"姐姐看见是她从小就崇拜的张叔叔来了，马上迎过来。

别看姐姐才16岁，待人接物已经有模有样了。她一边从箱子里拿出礼物送给张叔叔，一边介绍着自己这一年的留学经历。

说着说着，话题又回到了餐桌上。

"所以，我觉得人类不能太自私，要爱护动物，保护环境，就得从不吃肉开始做起。张叔叔您说呢？"姐姐想当然地认为张叔叔是个营养科学家，对自己的素食建议肯定会大加赞扬。

张博士微笑着娓娓道来："一味大鱼大肉肯定不好。但任何事情都有两面性，你知道长期素食会有什么后果吗？就是会造成蛋白质和维生素的缺乏，对青少年的成长尤其不利。"

"难道我们不能从蔬菜水果和谷物里补充吗？"姐姐仍坚持着。

张博士回答道："从中也确实可以获得一些，但没有从肉食中摄取得多，还是有可能因摄取不足导致

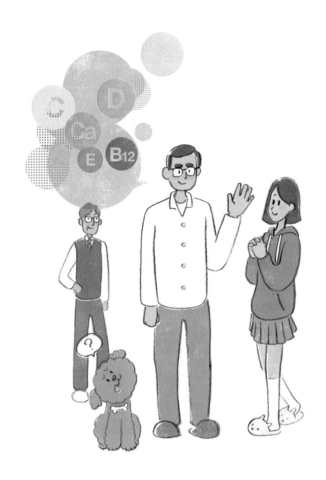

营养缺乏。尤其是有一类脂溶性维生素，肉类是它的主要来源。"

姐姐歪着头，似乎没有被说服。张叔叔见状又继续说道："畜牧业向大气中排放大量的甲烷不假，但如果大家都不过度吃肉，环境负担也就没有那么大了。另外，对饮食的选择，既要考虑环境影响，也要考虑经济影响。如果'一刀切'地不让养牛养羊了，那些牧民怎么办，畜产品加工企业怎么办？"姐姐愕然了。为了保护环境而不吃肉的主张，还有可能带来这么多的影响，这是她没有意识到的。

郝点儿这时突然来了一句："所以张叔叔，我们应该多多吃肉吗？肉肉真的可好吃啦！"

听到这儿，大伙都笑了，张博士也被郝点儿逗笑了："当然不是了，要是天天、顿顿大鱼大肉，谁的身体都吃不消，不论是郝点儿还是爷爷，咱们都应该适量，提倡营养均衡的饮食才是最科学的。郝辛你不妨从做一个弹性素食主义者开始。"

话音刚落，姐姐的肚子就不争气地叫起来，大家又笑了。

不知何时，妈妈从厨房端出来一盘饺子。姐姐拿筷子夹起个饺子就来了个一口吞，这架势比我都夸张。

"嗯嗯，香！吃出来了，是咱家招牌菠菜皮儿包的虾仁饺子。"

妈妈点点头。

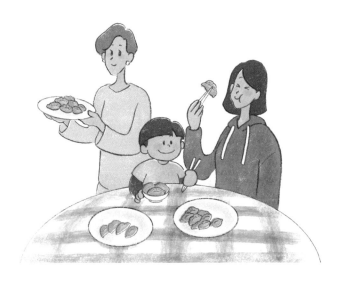

"谢谢妈妈，是你和奶奶包的吗？"

"哈哈哈，猜错了，是你弟弟我包的！"郝点儿得意扬扬，也夹起饺子吃了起来。

"小样儿！你可以啊！"

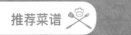

菠菜皮虾仁饺子

 用 料

菠菜汁 50ml、面粉 200g、虾仁 70g（可用粉条／干豆腐替代）、鸡蛋 2 个、胡萝卜 30g、木耳 20g、韭菜 50g、黄瓜 30g、油 20ml、盐 10g、饺子蘸汁 50ml、香油 10ml、料酒适量、生姜末适量

步 骤

1 准备榨好的绿色菠菜汁，加入面粉和一个鸡蛋，搅拌调和；

2 揉成光滑的面团后，盖上盖子醒 20 分钟，备用；

3 虾仁切丁，用盐、料酒、生姜末腌半个小时；

4 炒鸡蛋划散，黄瓜、胡萝卜、木耳、韭菜切碎；

5 将虾仁、鸡蛋、黄瓜、木耳、韭菜、胡萝卜碎混合，加入适量油和香油，顺时针搅拌均匀；

6 用醒好的面团，搓剂子，擀成饺子皮；

7 包饺子；

8 水烧开，饺子下锅煮，轻柔搅动，煮沸后加少许凉水，重复 2 ~ 3 次。饺子都浮出水面后即可出锅，蘸汁食用。

荤素搭配、营养均衡，一天吃够多少种食物最为理想？

《中国居民膳食指南（2016）》建议，健康饮食要做到"平均每天摄入12种以上食物，每周25种以上"；不要偏食，荤素搭配。每天吃12种以上食物其实并不难，想要色彩丰富，那就在蔬菜上做文章。赤橙黄绿青蓝紫，七色蔬菜要吃全。在某种意义上，食材的颜色与营养价值是有关联的。例如紫色和黑色的蔬菜富含花青素，橙色、黄色和红色的富含胡萝卜素和番茄红素。

目前大家的生活越来越好，吃肉肯定不会少，但也别忽略奶、豆和坚果。同为优质蛋白来源，这几类食物所含的必需氨基酸种类和数量却大有不同，"雨露均沾"才更有营养。

另外，爱吃野生动物的朋友们请放下执念，野生动物没有什么特殊功效，致病风险又大，关键是，再吃，就犯法了。

3　弟弟超重了

　　我和郝点儿是好哥们儿。说到我俩的共同点，那可太多了，我们俩一般大，都爱吃好吃的，自然也有了相同的体形——萌萌哒。好吧好吧，也就是微胖。但这有什么关系呢？因为拯救世界需要的是大力士，我和郝点儿都想成为大力士。作为从小一块儿长大的伙伴，没有谁比我俩更懂得对方的想法了。

　　我们的队伍，最近正有"新人"加入，他就是刚从单位退休的爷爷。别看爷爷年纪大，但不妨碍我们拥有共同的兴趣爱好。这不，他俩正在里屋悄悄商量，为了庆祝"六一"的到来，爷爷决定带郝点儿到快餐店美美吃上一顿。

　　"时间不早了，赶紧出发，待会儿你奶奶回来咱就走不了了。"爷爷催促着正在磨蹭换鞋的郝点儿。而我早就和爷爷等在门口，时刻准备出发。

"哎哟，爷爷，我这运动鞋怎么穿不进去了。"郝点儿急得满头大汗。

爷爷蹲下帮郝点儿一起穿："人小脚大，脚又长了，看来又得换新鞋了，来，使劲儿，脚往前顶。"

弟弟反驳："这双我刚穿没多久啊，刚伸进去一点儿怎么就卡住了呢？"

"那就是你的脚又肥了。"爷爷边说边弯下腰帮弟弟穿鞋，终于把胖乎乎的小脚塞进去了，爷俩都舒了口气。

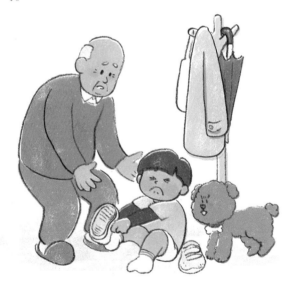

爷爷伸手去开门，门却自己打开了。

"爸，你们这是要干吗去？"原来是下夜班的爸爸从医院回来了！

糟糕！千算万算，百密一疏。看来关键时刻唯有靠我力挽狂澜。

我以迅雷不及掩耳之势叼起狗链，塞到爷爷手中，发出哼唧哼唧撒娇的声音，眼巴巴地看着爷爷。

"这个……"爷爷挠挠头，"是这样的，大圣一大早就叫个不停，非要出门遛弯儿，我带它出去转转。正好郝点儿也想去，这不，我们换好鞋，刚要出门！"

爸爸好像并没有怀疑爷爷说的话，还嘱咐郝点儿和我，别瞎跑，注意看车。

障碍扫除，不等爸爸说完，我就带着爷爷和郝点儿冲向电梯了。

还没到饭点儿，快餐店的人并不多。因为带着我这只狗子，我们只能买好了吃的带到公园去吃。

我们仨三步并作两步地来到快餐店旁边的小公园。打开袋子，两个香喷喷的大汉堡，新鲜出炉的炸得金黄的薯条，一盒诱惑难挡的香酥鸡翅，再加一大杯可乐和郝点儿专属的牛奶，郝点儿早就"呼哧呼哧"吃起来，爷爷也不甘示弱，先"咕咚咕咚"喝了口冰可乐，然后开始飞速消灭汉堡。

　　我在旁边急得直摇尾巴，好歹也喂我一口啊，天天吃狗粮，好久没沾荤腥了，真是一把辛酸泪呀。看到郝点儿把吃剩的包装纸扔到一边，我一跃而起，把上面吃剩的肉末、酱汁和面包屑舔了个干净。

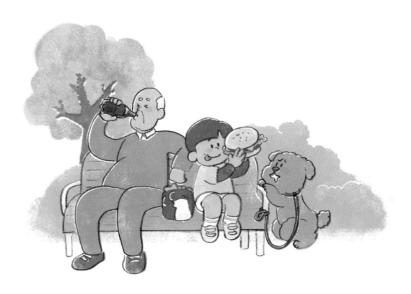

　　看到我这样，郝点儿撕给我一块鸡肉："大圣，咱们只能吃一点儿，要不一会儿会被奶奶和爸爸发现的。"

这种外出行动时间要算准，我们速战速决，准备打道回府了。不然，被家里人发现就没有下次了。正因为有这个默契，到目前为止，我们屡战屡胜！

中午的大太阳有些刺眼，我们爷仨心满意足、摇摇晃晃地回家了。

"郝点儿，回来啦？来，过来看看这个。"一进屋，郝点儿就被爸爸单独叫到了屋里。

"你知道你现在身高体重是多少吗？"

弟弟乖乖地坐在爸爸身边，一副事不关己的样子。

"你现在6岁，身高1米2，体重已经快28公斤了，算是肥胖了。"爸爸的声调不由自主地提高了。

"哦。"郝点儿觉得事情好像是有点儿严重，但是又不知该怎么解释。

"这个事儿我们一起努力，晚上开个家庭会议讨论一下。"爸爸摸了摸郝点儿的头，就在他即将走出屋子的同时，郝点儿打了一个饱嗝，还好爸爸没有听到。

晚饭后，爸爸关了电视，所有人客厅集合。

"你别看我呀，"奶奶的声音有点发虚，"我平时做饭都是以健康养生为标准，从不给孩子瞎吃、硬塞的哦。"

"妈，你还说呢。你天天骨头汤红烧肉，郝点儿是开心了，但这些全是高脂肪，孩子多吃了肉，就少吃了粮食和蔬菜，可不就光长肉了。"爸爸趁机控诉。

爷爷也煽风点火："对对对，我看你妈这个所谓的养生做法既不科学也不美味，搞得我最近都没胃口，看看我这脸瘦的。"

"爷爷，您前几天弯腰还把皮带都撑破了，还敢说自己瘦了？"姐姐说完，大家忍不住都乐了。

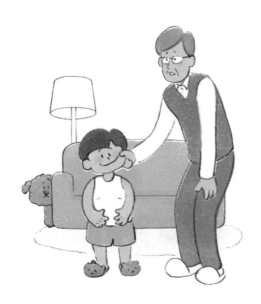

"别哪壶不开提哪壶啊，我们也就是偶尔……"

"我们？我们是谁？"姐姐机敏地抓住了这一点，顿时爷爷不吭声了，"您和弟弟不会又出去吃垃圾食品了吧？"

"没有！"郝点儿放下手里的乐高，"是大圣非要吃汉堡，我跟爷爷带它去吃的。"

爷爷听完气得脸都青了："胡说，我只是带大圣出去撒欢了。"

我无辜地看着这一家人。哎，天不怕地不怕，就怕猪队友啊！

顷刻间，我感到身后一股巨大杀气正在袭来。

"不是说好了不吃快餐、不吃垃圾食品的吗？"爸爸义正词严地说。

眼看一场不可避免的血雨腥风即将到来，我摇摇尾巴，三十六计走为上，一溜儿小跑钻回自己的小窝，隔着小门洞观战。毕竟，少挨打要紧。

"好了，过去的事儿先不说了，今天我召集大家不是开批斗会，关键是讨论讨论怎么帮郝点儿减肥。"

"那正好，把他爷爷也算上。"奶奶给爸爸使了个眼色。

为了方便前后对比，先让郝点儿和爷爷称下体重。

爸爸公开了称重结果："爷爷83.0公斤，好像比去年长了3公斤，弟弟27.9公斤。"

"从今天开始，没收你的零用钱。"奶奶对爷爷说。

"从今天开始，郝点儿的储蓄罐我来代为管理。"姐姐盘着腿坐在沙发里兴奋地说着，还和奶奶击了掌。

"再算上大圣吧，我看大圣的小肚子也越来越肥，跑得都慢了，每天狗粮减半，但可以加半个苹果！"妈

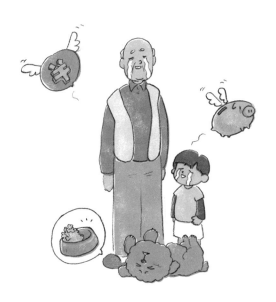

妈补充道。听到这儿，我气得快晕倒。

郝点儿有点憋不住了，带着哭腔说："妈，我不要。我想尝尝你刚买的果味酸奶。"

"你还吃，咱们以后没夜宵了啊！"

"行了行了！"爸爸隐约感觉，减肥计划有点儿要跑偏。"光断供可不行，你看看这体检单，不光是体重都到了肥胖线，还涉及营养不均衡的问题，光少吃也不是解决办法。郝点儿在长身体，营养均衡、体育锻炼都很重要。我们要科学减肥，如果晚上觉得饿，吃点儿水果也可以。"

"嗯，同意！健康搭配我最有发言权了。"妈妈插嘴，"咱们总是忽略粗粮的重要性，建议喝喝薏米汤，啃啃老玉米，煮个红薯稀饭……"说得整个人都高兴了起来。

姐姐不同意了："光喝粥会营养不良的。我高一在国外交流的时候，营养课上学过好几道菜，既营养又好吃。"

"西餐咱中国人能吃得惯吗？"奶奶皱眉，"我看啊，还是养生最重要，我前几天从邻居孟阿姨那儿搞了一些冬虫夏草，回头给你们做来尝尝。"

"奶奶啊，不用那么麻烦。我知道有道菜和汉堡一样，拿起来就能吃，制作方法简单还有营养，保证做完隔壁小孩都得馋哭了呢！"

郝点儿一听到这儿，立马阴云全消，凑到姐姐身边："姐姐，是什么呀？有肉吗？"

"当然有。"

"也有菜？还人人都说好？"爷爷追问。

姐姐点点头。

"你就别吊我们胃口了，快说说，到底是什么？"爸爸扶了扶眼镜。

"这道菜叫什菜三文鱼卷饼，里面有生菜、洋葱、青柠檬、西红柿等各类新鲜蔬菜，补充人体所需的维生素和纤维素，还有美味三文鱼，热量低，蛋白质丰富，再被迷你墨西哥玉米卷饼这么一卷，满足你们对美食的一切幻想。"

"听你说了也没觉得怎么样嘛。"爷爷撇撇嘴，显得有些失望。

姐姐翘起了小下巴，开始灵魂拷问："爷爷您不是有点脂肪肝吗？这道菜既饱腹有营养，保证符合您的胃口还能减轻体重。吃了它，体脂下去了，健康上

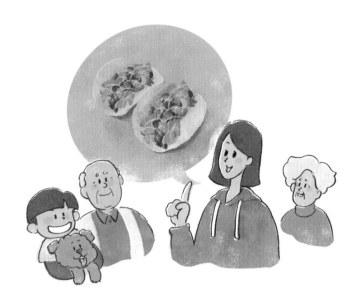

来了。"

"那做起来复杂吗？"奶奶有点担心地问。

"一点都不复杂，保证一学就会，以后奶奶您可以经常做给大家吃。"

"姐姐，我都饿了，我想吃！"弟弟开始吧唧嘴。

"还是我弟最给力，正好明天是周六，中午我来做，让大家尝尝！"

"好耶！"

什菜三文鱼卷饼

 推荐菜谱

用料

迷你墨西哥玉米饼8张、西红柿2个、香菜1棵、熟透的牛油果1个、紫洋葱1个、去皮三文鱼500g（8人份用量）、生菜叶（按自己喜好）、橄榄油适量、盐适量、蛋黄酱9勺（8人份用量，根据自己情况调整）、黑胡椒粉适量、青柠汁适量

步骤

1　在小碗里把蛋黄酱和青柠汁搅拌均匀，放置一旁，同时将烤箱设置到 350 ℉ /180℃预热；

2　将牛油果捣碎成酱泥；

3　将洋葱、西红柿切小块；生菜、香菜切成长条；

4　将橄榄油涂抹在三文鱼上，在一旁放置5分钟；

5　将墨西哥玉米饼放在锡纸上，放入烤箱8分钟，直到全熟；

6　同时，将三文鱼用平底锅高火煎一煎，加适量盐、黑胡椒粉；每面大约煎三分钟，直到三文鱼变成金黄色；

7　轻轻地将三文鱼掰成小块儿，将配料（牛油果泥、洋葱、西红柿、香菜、生菜）和三文鱼一起放入准备好的卷饼中，加入混合好的蛋黄酱和青柠汁，即可直接食用。

儿童青少年超重和肥胖的问题及建议

首先明确两个概念：超重和肥胖。

超重和肥胖的定义都是可损害健康的异常或过量脂肪累积。不同的是，超重是指可能造成健康损害的一种状态；而肥胖则是指危害健康的一种慢性代谢性疾病。

根据世界卫生组织（WHO）数据，2016年，全球有超过3.4亿名5～19岁儿童和青少年超重或肥胖。超重和肥胖对儿童和青少年的身体素质、心理、行为和智力等多个层面的生长发育造成危害，并可能导致"三高"（血脂、血糖、血压升高）的发生。而且，超重和肥胖容易从青少年时期延续到成年，进一步增加超重和肥胖者患高血压、糖尿病以及代谢综合征等慢性疾病的风险。

家长应安排和督促儿童及青少年定期体检，以便发现是否存在超重和肥胖问题，并提早预防。科学判断是否超重和肥胖，可参考国家卫健委《学龄儿童青少年超重与肥胖筛查》或世卫组织《5～19岁儿童生长标准图表》（英文）所列出的评估标准。

肥胖和超重是由什么原因引起的？世卫组织列出了两大主要原因：（1）富含脂肪和糖的高能量食品摄入持续增加；（2）久坐行为、交通方式变化以及城市化加剧，导致缺少身体活动问题加重。翻译成通俗易懂的话就是：吃得太多，动得太少。

　　其实，超重和肥胖在很大程度上是可以预防的，做法并不复杂：（1）限制总能量摄入量；（2）增加水果、蔬菜、豆类、坚果的摄入量，主食中适量增加全谷物和杂粮的比例；（3）儿童每天进行60分钟的身体活动，成人每周进行150分钟的身体活动。如果已经出现超重或肥胖的问题，则应当严格限制肥肉、油炸食品、糖、奶油、含糖饮料以及快餐食物的摄入，但不要过度节食或禁食，切忌盲目服用减肥药。在调整膳食的基础上，配合专业人员的指导循序渐进地提升运动量。

6岁～18岁学龄儿童青少年性别年龄别BMI筛查超重与肥胖界值

适用于我国所有地区各民族的6岁～18岁学龄儿童青少年开展超重与肥胖的筛查。

超重：体内脂肪积累过多，可能造成健康损害的一种前肥胖状态。

肥胖：由多因素引起，因能量摄入超过能量消耗，导致体内脂肪积累过多达到危害健康的一种慢性代谢性疾病。

体质指数（body mass index，BMI）

用于评估超重肥胖的指标，计算公式：

$$BMI = \frac{体重（公斤）}{身高^2（米^2）}$$

判断超重肥胖的方法有很多，我国最常用也是最简单的方法是采用体质指数（BMI），BMI计算方法是体重（公斤）除以身高（米）的平方，由北京大学儿童青少年卫生研究所和中国疾控中心营养与健康所等单位起草，国家卫生健康委颁布的中华人民共和国卫生行业标准《学龄儿童青少年超重与肥胖筛查》当中列出了6岁～18岁不同年龄男生和女生超重肥胖的判定标准，青少年应根据自己的年龄和性别对照下表进行判定。

表1 6岁～18岁学龄儿童青少年性别年龄别BMI筛查超重与肥胖界值

单位为Kg/m²

年龄	男生		女生	
（岁）	超重	肥胖	超重	肥胖
6.0～	16.4	17.7	16.2	17.5
6.5～	16.7	18.1	16.5	18.0
7.0～	17.0	18.7	16.8	18.5
7.5～	17.4	19.2	17.2	19.0
8.0～	17.8	19.7	17.6	19.4
8.5～	18.1	20.3	18.1	19.9
9.0～	18.5	20.8	18.5	20.4
9.5～	18.9	21.4	19.0	21.0
10.0～	19.2	21.9	19.5	21.5
10.5～	19.6	22.5	20.0	22.1
11.0～	19.9	23.0	20.5	22.7
11.5～	20.3	23.6	21.1	23.3
12.0～	20.7	24.1	21.5	23.9
12.5～	21.0	24.7	21.9	24.5
13.0～	21.4	25.2	22.2	25.0
13.5～	21.9	25.7	22.6	25.6
14.0～	22.3	26.1	22.8	25.9
14.5～	22.6	26.4	23.0	26.3
15.0～	22.9	26.6	23.2	26.6
15.5～	23.1	26.9	23.4	26.9
16.0～	23.3	27.1	23.6	27.1
16.5～	23.5	27.4	23.7	27.4
17.0～	23.7	27.6	23.8	27.6
17.5～	23.8	27.8	23.9	27.8
18.0～	24.0	28.0	24.0	28.0

4　爷爷便秘了

　　工作日的上午家里异常安静。最近天气忽冷忽热，生病的人多，爸爸最近加班也多，妈妈也频繁到外地出差，平时除了郝辛和郝点儿放学在家，基本只有我陪着爷爷奶奶了。我盯着阳台的花花草草发愣，奶奶走过来在我的碗里放了块骨头。自从实施"减肥计划"以来，除了狗粮就是狗粮……幸好奶奶仁慈，这根肉骨头虽然光溜溜，但终于能让我接触到原汁原味的"肉香"了。作为家里唯一的汪星人，敏锐的观察力是必备的，奶奶就是我家那个突破口。

　　"嗯……真香！"我得偷偷找个没人的地方独享美食，虽然也知道没人会和我抢，但我们汪星人一向护食。

噫，前脚才跑到储藏室，怎么听到里面有人声？我偷偷从门缝看去，爷爷正挺着大肚子在狭小的储藏室打电话！这也太诡异了吧，一定有什么不可告人的秘密。作为警觉性、灵敏度异常优秀的汪星人，这种机会怎能放过，我急忙竖起了耳朵。

"喂，老王啊……"

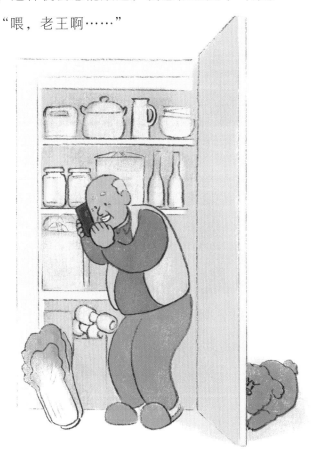

老王？我飞速转动着聪明的大脑，终于想起爷爷口中的"老王"是原来单位的同事，王爷爷今天打电话干吗呢？

"你太客气了，真不用这么麻烦，我充其量不过是个小小的国企退休领导，生产线上一颗小小的螺丝钉，也不过为国家建设做了一点点贡献嘛，真没必要为我举办什么欢送会嘛。哎呀，我待会儿还得接孙子放学呢……什么？直接带孙子一块儿去吃饭？那可不行……当然不是怕他奶奶了……好吧，好吧，那我带瓶好酒过去。"

听到爷爷放下了电话，我连忙叼起骨头躲到一旁。只见爷爷随手拿了一棵白菜从储藏室走出来，仿佛什么事都没有发生一样。他走进厨房把菜一搁，对奶奶说道：

"放学后我和郝点儿不回家吃饭了！"

"这才刚刚把米下锅，怎么说不吃就不吃了？"奶奶鼻孔大张，仿佛要冒火。

"咳，这不是他们幼儿园今天要举办小小发明家比赛，估计结束会晚，我们爷俩就先在外面吃一点儿。"

"又要在外面吃饭！"奶奶小声嘟囔道，也实在找不出更好的理由反对，毕竟孙子的发明比赛她早就知道，只是看着刚刚下锅的米，不禁叹了口气。

爷爷一脸淡定地穿上外套，手里提着黑色的袋子，我闻着里面装的就是刚才电话里说的"好酒"了。趁他关门之际，我一个侧身，灵活地钻了出去，为保持安全距离，猫着身子跟在爷爷身后。

爷爷哼着小曲很快下了楼，骑上他的二八自行车，开始"吱吱呀呀"上路了。当然这样的速度完全在我能力范围内，我一路小跑跟在车屁股后。

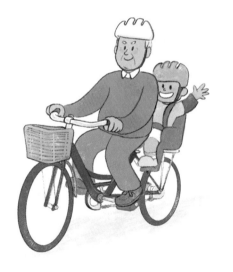

不一会儿，爷爷的自行车停在郝点儿幼儿园门口，郝点儿正在大门口张望，看到爷爷的坐骑，跟老师说了再见，飞快跑过来，驾轻就熟地爬上后座的儿童椅。爷爷载着弟弟迅速离去，这速度着实算得上老司机了，我也只好一路狂奔，前两天刚在"Tony老师"门店做的发型被狂风吹成了大背头。哎，做个侦探真不容易呀！

自行车稳稳停在了小区门口的一家餐厅，我抬头一看，"帝王烤鸭店"五个金光闪闪的大字赫然悬在头顶。时值正午，正是餐厅客流量大的时候，爷爷拉着弟弟的小肉手下车后，迎面走过来几个和爷爷年纪相仿的，想必其中之一就是刚刚和爷爷在电话里接头的"老王"了。

一行人相互招呼着进入餐厅，在靠窗处坐下，服务员随即端上来一盘盘流着油的烤鸭，看得窗外的我口水直流。

"爷爷，我好像看到大圣了！"糟糕，光顾着烤鸭了，竟然被眼尖的郝点儿发现了，急忙一溜烟儿躲回一侧的垃圾箱旁。

"这怎么可能，大街上长得像大圣的多了去

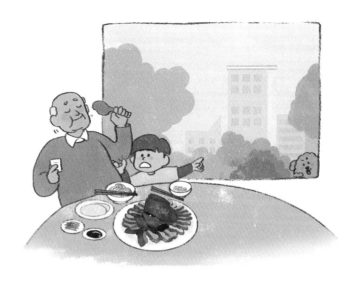

了。"很显然，爷爷正开心地吃着，心思不在这儿，眼睛都没向我这边看一下，"赶紧吃，不然回家晚了又得听你奶奶数落了。"

郝点儿拿起卷好的烤鸭塞进嘴里，我的口水再次袭来。

正在这时，清洁工骑着三轮车过来，直接就要把我藏身的垃圾箱带走，没有了掩护，我马上就要被发现。想想，再怎么看也终究吃不到我嘴里，只好灰溜溜地回家吃狗粮了，不过内心还是挂念着那些美味烤鸭。

就这样，爷爷在退休之后终于找到了自己的"人生目标"，隔三岔五就有饭局约，有酒喝。刚开始爷爷还跟家里人说有重要事情约了人，到最后连借口都懒得编了，直接出门约饭喝酒，今天是红酒搭配酱牛肉，明天是白酒搭炖吊子。好家伙，爷爷的大肚子蹿得比光的速度还要快。只是爷爷上厕所有点勤，每次时间还不短。这点被出差回来的妈妈发现了。

　　晚饭时间，大家聚拢在餐桌旁。

　　"爸，您最近没事吧，看到您老跑厕所。"妈妈关心地询问爷爷。

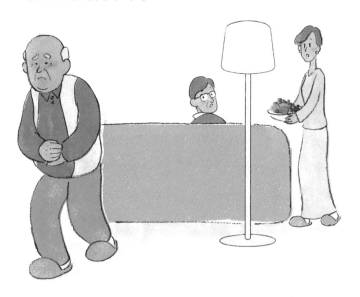

"我没事啊，我很好。"爷爷大手一挥，又急忙捂着肚子进厕所了。

"老头子不听劝啊。"奶奶满面愁容地把一碟花生米放到饭桌上，坐下。

"我爸怎么了？"爸爸开始动筷子吃饭。

"没事，你爸啊，就是最近应酬有点多，大家快吃饭吧。"

这时爷爷皱着眉头回到了餐桌，"扫描"一圈饭菜，把筷子放桌上："不吃了！"

"爸，您到底怎么了这是？"爸爸急忙追问。

"这都是什么菜啊，一堆绿油油的东西，怎么下得去口嘛。"爷爷怒道。

奶奶终于爆发了："什么叫绿油油？你看这个南瓜百合，哪里绿了？纤维丰富，还能降血糖，还有洋葱豆豉苦瓜蛋，清爽可口，都是儿子推荐的营养菜谱。你都当爷爷的人了，怎么还耍小孩子脾气？"

"我没有，我不是，你不要乱说。"爷爷很显然被说到了痛点，音量低了下来，随即话锋一转，"我这是看在郝点儿长身体的分儿上，给你的建议，青菜是有营养，但是没有硬菜怎么行？"

爸爸顿时疑惑了："啥叫硬菜？"

"鸡鸭鱼肉随便来两份嘛，你看郝点儿天天吃这些青菜，脸都吃绿了，这样下去怎么行？"

爸爸顿悟："原来是这样啊，郝点儿，你也想吃肉吗？"

弟弟狠狠地点了点头："爷爷和朋友们聚会时能吃到硬菜，我回家就只能吃青菜，呜呜呜。"

郝点儿一定没想到，自己本来是想帮爷爷的，反而暴露了爷爷的行踪。这一下子，餐桌上顿时一片沉默。

第一个打破沉默的是爷爷："我没有，我不是，你不要乱说。"爷爷居然把同样的话丢给了郝点儿，他面对众人直勾勾的目光，意识到纸包不住火，顿感有点底气不足。正当尴尬之际，一波微妙而不失礼貌的声音羞答答响起。

"噗……呲……"一曲绵长的屁声从爷爷屁股以下、凳子以上委婉袭来，众人在闻到这股不可名状之气味后，一致以迅雷不及掩耳之势，纷纷溜之大吉。

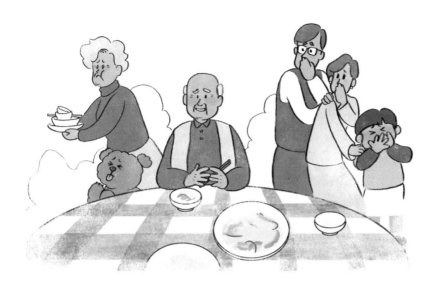

　　"爸,我去上夜班了。"爸爸匆忙穿上衣服
离开。

　　妈妈也急忙拖着郝点儿去他房间辅导功课。

　　奶奶把几个人的碗筷收拾起来,拿去厨房洗涮。

　　"哎,怎么都跑了?"爷爷假装淡定,乖乖拿
起筷子把之前不爱吃的苦瓜和南瓜夹到嘴边,"不
能浪费食物啊,这最后,光盘还得靠我吧!"毕竟
是见过大场面的退休领导,说得是有里儿有面儿啊。

P.S. 做好负责任的宠物主人,出门一定要拴狗链,清理便便。文中大
圣自己偷溜出来的情节,请狗狗和狗主人千万不要效仿哦。

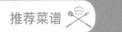

洋葱豆豉苦瓜蛋

 用 料

苦瓜1根、洋葱半个、鸡蛋1～2个、豆豉50g、盐适量、绵白糖适量、鸡精适量、食用油适量

 步 骤

1 苦瓜切片，洋葱切丝；

2 鸡蛋提前滑好；

3 油四成热，下豆豉爆香；

4 再下洋葱翻炒出香味，下苦瓜迅速翻炒，断生炒熟后，放入适量盐、糖、鸡精调味，最后加入鸡蛋装盘即可。

臭屁说明了什么？

屁是肠道内食物残渣在微生物的作用下分解产生的气体，气体越多，味道越重说明饮食或者肠道微生态出现了问题。一方面可能是进食了容易产生有味道气体的食物，例如洋葱、豆类或者过多的肉类；另一方面，可能是肠道菌群发生改变，需氧菌增多导致，这时候就需要加以肠道微生态调整。

如何预防便秘？

便秘，不分男女老幼，都是一个让人难以启齿的话题。虽说算不上是病，却很是让人头疼。

首先，饮食上一定要注意。多吃蔬果杂粮这些富含膳食纤维的食物（比如韭菜、菠菜、金针菇、苹果等），尤其是以前有便秘经历的，一定要少吃富含淀粉的食物，多吃些粗粮和蔬菜。闲来无事，还可以多吃一些坚果等富含脂肪酸的食物，以及麦芽糖、蜂蜜等能够促进肠道蠕动的食物。

其次，一定要多喝水。体内水分不足，便秘就会加重，所以，每日至少喝7～8杯水。水分不足，粪便就无法成形，而粪便太少，无法刺激直肠产生收缩，也就没有便意产生。另外，切记饮料并不能代替水。

建议要养成定时排便的习惯。每天早上和餐后最容易出现便意，其中以早上醒来排便最好。因此，起床后先空腹饮一杯温开水或蜂蜜水，再吃早餐，促进起床后的直立反射和胃结肠反射。

最后，闲来无事多动动，促进肠道蠕动，预防或减轻便秘。当然，好心态也很重要。与其日日惶恐，不如积极面对。

绿色生活小常识

减少食物浪费，践行"光盘行动"

　　据联合国粮农组织（FAO）统计，每年有约13亿吨粮食被损耗或浪费。就水果和蔬菜而言，甚至有将近一半被浪费了。比如胡萝卜，约有25%～30%由于体型或外观缺陷无法进入超市。或许，只有消费者真正接受和理解"丑食"，才能从根本上推动减少食物浪费的良性循环。

　　外出就餐，应根据人员情况点菜，以一人一点为原则，适度点餐，身体力行"光盘行动"。用餐结束后，将吃不完的饭菜打包回家，避免食物浪费。少浪费0.5千克粮食（以水稻为例），可节能约0.18千克标准煤，相应减排二氧化碳0.47千克。如果全国平均每人每年减少粮食浪费0.5千克，每年可节能约24.1万吨标准煤，减排二氧化碳61.2万吨。

5 结婚纪念日

夏天到了，天太热了！大圣我趴在地上吐着舌头散着热气。俗话怎么说来着，天气热，食欲就差，食欲差，心情就差，于是乎，人人都像一座火山，随时可能爆发。但好歹聪明的人类发明了空调，让躲在屋子里的人模糊了四季。可他们只顾自己舒服，难道不知道每当我走在小区院里，这空调外机的热气呼呼直吹我，感觉瞬间发烧炸毛。算了，与其在外面遭罪，我就在屋里转转吧。

走过爸妈的卧室，正打算拱门进去求关注，却看见妈妈正坐在床上抹眼泪，爸爸正在衣柜里找衣服。虽然看似风平浪静，但是，气氛怎么有点不对劲呢？

"你告诉我，咱们今晚上就吃凉面？"妈妈的

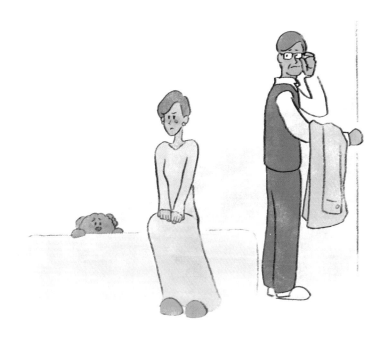

语气很是委屈，好像还有些愤怒。

"我也不想这样，主要是我得加班啊，谁不想在结婚纪念日陪自己夫人吃吃牛排喝喝红酒，来一场浪漫的烛光晚宴呢。"爸爸一脸无奈。

"少来，谁说非要吃大餐了？"妈妈的声音又提高了，"那你也不能拿凉面来应付我吧？"

自打我来到这个家，很少见到爸妈争吵，像这样的场景还是第一次见。

"天气这么热，吃凉面既爽口又健康。再说了，我们俩今天上班都没时间，你知道我们单位好几个同事这两天都自愿出诊了，就因为天儿热得受不了，就诊的小朋友特别多，你又不是不知道。"

原来如此，我觉得爸爸说得很有道理，感觉今天的妈妈太任性了。

"地球离开了谁不是照样转？"妈妈抬头，眼睛红红的。

爸爸低头不语，转身要走。

"郝助仁，你给我回来！"妈妈拦住爸爸。

"哎，老婆，咱们好好说，今天医院患者特别多，本来科室就缺人手，我作为领导，怎么能不带头加班呢？虽说吃不上烛光晚餐，但我忙完一定赶回来陪你，好不好？"

爸爸穿衣下楼，走路五分钟就是医院，这对于住在医院家属区的爸爸来说简直太便利了，也就因为太便利，加班成了常态。

爸爸出门后，妈妈也出门上班了。好不容易等到了放暑假的日子，我们仨"小孩"却遭殃了。爷爷奶奶出去旅游了不在家，爸爸妈妈工作忙又吵架，没人给我们做饭，我们太难了。

这时，姐姐的房门打开了，紧接着弟弟的门也开了。姐弟俩一顿小声絮叨，不知在密谋什么大事。我大圣的名号不是瞎叫的，眼观六路、耳听八方，然而此时却啥也听不到，急死了。

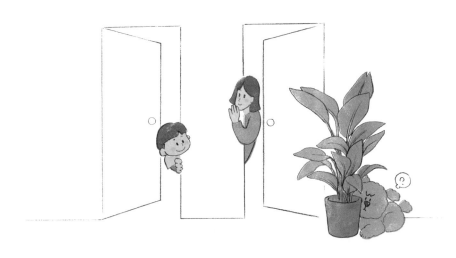

随后，他俩找来奶奶平时购物的小推车，很快两人就出门了，招呼都没跟我打。

空空的房间就剩下我一只狗子了。也好，他们都走了，没人让我操心了。我看看要选哪个房间享受一下呢？如果嫌热的话，姐姐屋新换的节能空调是个不错的选择，别问我会不会开空调这种笨问题。

　　我一个箭步飞奔到姐姐房间，却结结实实被紧锁的房门撞了个狗吃屎，疼得呜呜直叫。跌跌撞撞，退而求其次爬到弟弟房间的门口，想要推开，却也是房门紧闭，凭我用尽吃奶的力气把爪子伸向门把手，再三努力，还是失败了。这姐弟俩，这么神神秘秘，是要合谋做什么坏事吧？

　　这要是心里装了事儿，还真是挺挠人的。我就在大门前踱来踱去，时而呆坐，时而警觉屋外电梯的声响。心里无数个问号，好想知道他们去哪儿了，干吗去了，几点回来，会不会给我带好吃的……哦，不不不，好像跑题了。

　　正当睡眼蒙眬之际，我恍惚听到了开门的声音，听音儿应该就是郝辛和郝点儿姐弟俩？我一个激灵起身，堵在即将被打开的门缝前，第一时间迎上去。

　　姐姐弯腰挠了挠我的下巴说："乖大圣让个道，我这儿沉着呢！"我一看，奶奶的超市专用小推车都被塞得变了形，不仅如此，郝点儿手里还拎着一个环保袋，感觉也是鼓鼓囊囊的。

　　姐姐就像奶奶、妈妈平时那样，把小车里的东西一样一样拿出来准备各归各位。有水果、蔬菜、鸡蛋、虾、烧鸡、酸奶、坚果等，这是什么操作？

只见郝点儿进了厨房，他拿起一旁的小板凳放到洗菜池旁，踩上去开始洗买回来的蔬菜。这是太阳打西边出来了？再看姐姐郝辛拿出刚买的面条、葱、姜、蒜、鸡蛋、春笋、猪肉，准备在厨房大展身手。

姐姐拿起菜刀的一刹那，我朝着厨房内大吼两声，以示关切，提醒他们注意安全。结果姐弟俩毫无反应，我只能祈求这对姐弟千万别把厨房炸了。

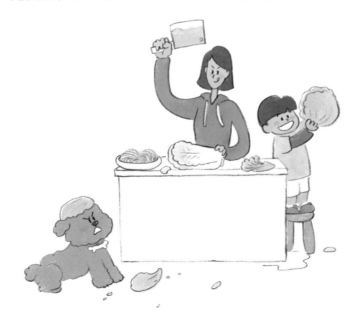

回到我的小窝，碗里居然盛了满满的新口味狗粮，原来姐弟俩出门也给本大圣买了食物，瞬间感动。

厨房的门我没有再踏进去一步，只听到"叮叮咣咣"做饭的声音，还偶尔夹杂着几声被热油溅在手上的惨叫。

谁想到这顿饭，从中午竟做到了傍晚，我也在吃饱喝足后一直睡午觉到了这会儿，直到爸爸的开门声把我唤醒。他倒没有什么不同，只是神态更显疲惫，看来爸爸今天的工作量着实不小。

爸爸走过来坐在客厅的沙发上，显得异常寂寞，我识相地走到他的脚边打了个圈卧好，安安静静的，不惹他心烦。爸爸叹了口气，问我："家里人呢？他们都不在家，就把你我留家啦？"我努力引导他往厨房看，可是爸爸好像并没有明白我的意思。

一阵高跟鞋的声音由远及近，一听就是妈妈的脚步声。爸爸也听出来了，从沙发上跃起，赶在妈妈用钥匙开门前，把门打开了。

爸爸的声音里充满了歉意："夫人，对不起，我……"

妈妈盯着爸爸，又生气又想笑，故作淡定。

这时，郝辛偷偷从厨房端着插着蜡烛的甜薯杯走出来，郝点儿也端着姜饼拿铁跟在她的身后。

"祝爸爸妈妈结婚20周年快乐！Surprise！"姐弟俩对着爸妈齐声喊道。我也跟着起哄叫起来。

这下轮到爸爸妈妈惊讶了："这都是，你们做的？"

姐弟俩点点头，把拿铁和甜薯杯放到餐桌上。爸爸打开灯，这才发现桌子上早就放好两碗日式酱油拉面。

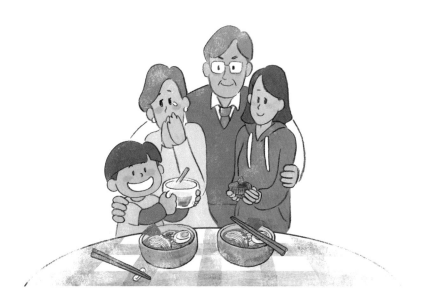

"妈妈、爸爸你们辛苦了，所以我们做了爸爸爱吃的拉面，寓意爸妈的爱情就像这拉面一样平淡却长久。妈妈喜欢吃粗粮，我做了大红大紫甜薯杯，既是甜点又正好可以当作小型蛋糕摆放蜡烛，美美哒！"

"这个姜饼拿铁是我做的，送给爱喝咖啡的爸爸！"郝点儿抢着说。

妈妈的眼里早已溢满了泪水，爸爸也激动得一把搂住了一双儿女，一家四口相拥在一起。喂喂，别忘了我呀。

姜饼拿铁

推荐菜谱

用料

（1杯量，约 200ml）：浓缩咖啡 50g、肉桂粉 0.6g、姜粉 0.6g、肉豆蔻粉 1 小撮（少于 1g）、丁香粉 1 小撮（少于 1g）、枫糖浆 15ml、燕麦奶 150g

步骤

1 把浓缩咖啡倒进杯里。可以从外面买瓶装的冷萃咖啡，家里有咖啡机的话也可以用小杯的 espresso 代替。

2 枫糖浆和香料粉倒进杯底，并用茶匙搅匀。如果香料粉结块，可以利用茶匙背把粉块推向杯壁压散。

3 燕麦奶放进小锅中加热，等煮沸后倒一半入杯中，用打泡器打至起奶泡。P.S. 打泡器是做拿铁最方便的小工具，15 ～ 20 秒就能打出奶泡。注意不要一次倒进太多奶，不然打奶泡的时候容易溢出，可以分成两次倒。

4 将剩下的奶倒进杯里，喜欢的话可以放一根肉桂来装饰。

大红大紫甜薯杯

用料

（5个量）紫薯层：紫薯 300g、枫糖浆 15ml、椰子油 30ml、香草精 1.25ml、盐 1 小撮（少于 1g）；粉红椰丝层：椰丝 35g、甜菜根粉 8g、椰子油 10ml、枫糖浆 10ml；装饰：覆盆子（或其他水果）数颗

步骤

1. 紫薯去皮切块，隔水蒸 20 分钟（水烧开后开始算），直至筷子能轻易插进紫薯中心。

2. 利用蒸紫薯的时间，把食谱中"粉红椰丝层"的 4 样食材放进料理机中打至均匀，大概需要 30 秒。

3. 将粉红椰丝层放进纸杯里，并用汤勺底部压成一个不松散的饼底。

4. 将料理机的料理碗清洗干净，蒸好的紫薯和食材列表中"紫薯层"的其他食材放进干净的料理碗中，打至均匀后倒进纸杯中。P.S. 香草精也可用新鲜的香草籽代替，甚至可以换成其他香料如肉桂等，做成不同口味。

5. 利用汤匙的底部将甜薯杯的表层抹平，放进冰箱冷藏格放置 2 ~ 3 个小时。最后把纸杯撕掉，放上覆盆子作装饰即可。

日式酱油拉面

🧺 用 料

汤底：大葱 3 根、蒜瓣 5 瓣、红萝卜 1 根、洋葱 1 个、百里香（可用其他香草或小葱代替）5 根、海带 1 片、香菇干 60g、水 2.75l；酱料：酱油 30g、日式清酒 30g、味淋 15g、米醋 1.25ml；蒜油：蒜 6 ~ 7 瓣、油 80g；面适量、泡菜适量、玉米粒适量、芽菜适量、紫菜适量

P.S. 汤底的分量是能做出差不多 2.5l 的高汤，而每碗拉面只需要大概 250ml 的量。因为花时长，汤底一次多煮一点可以留着做其他菜，像是煮酱、炖菜，甚至是炒菜，等等。做好的汤底放冷藏可存 3 天，或是倒进冰格里（做成一块块冰后，想用多少就解冻多少，更方便），放冷冻可存放更久。

🥄 步 骤

1 把一块长约 10cm 的海带放进 1l 的水里泡半个小时。

2 大葱截取绿色的部分，蒜瓣剥皮，红萝卜去皮切小块，洋葱去皮后切片备用。用火枪将 4 样蔬菜烧至微焦。P.S. 火枪操作起来很简单，如果没有的话，也可以用非常烫的铸铁锅来把蔬菜烤香。

3 把泡海带的水和海带一起放进大锅里，中火煮 5 分钟后（水彻底烧开前）把海带隔走。放进香菇干、烤蔬菜、用葱白

包好的百里香，和剩下的 1.75l 水，中大火把水烧开后关火，盖上锅盖泡过夜，或者至少 4 ~ 5 个小时。

4 把汤底倒进隔渣袋中，让汤水和汤渣分离。P.S. 泡好的香菇可以用来做菜。

5 做蒜油，蒜瓣去皮切成蒜片，和油一起放进平底锅里，开大火，看到蒜片开始变金黄色的时候（大概需要 3 ~ 4 分钟）立刻把蒜片捞出，放厨纸上吸走多余油分。等油放凉后倒进瓶里备用。P.S. 蒜片开始变色后就要起锅，不然会烧焦。蒜油用途广，拌菜煮菜都可以，倒进密封瓶里可储存 1 ~ 2 个月。脆蒜瓣则可以最后放一点在拉面上，或者其他菜上当点缀。

6 做酱料，把酱油、清酒、味淋和米醋混合一起，搅拌均匀备用。

7 在煮面前，准备两个锅子，一个热汤，一个煮面，同时煮提高效率。酱料和麻油提前准备好，最后放拉面上的配菜也要提前准备好，面煮好后，可以迅速放到面上。

8 盛 3 汤匙（45ml）的酱料（步骤 6 调好的混合物）到碗底，一个锅热汤（每碗需要 250ml 的汤量），一个锅煮面，面熟后过筛放进碗里，倒进热汤。

9 最后铺上自己想要吃的配菜，淋上蒜油（至少 15ml）和脆蒜片即可。口味重的可以稍微多加一点酱料。

全谷物的好处

全谷物，是指未经精细化加工，或经过碾磨、粉碎等处理后仍保留完整谷粒的胚乳、胚芽、麸皮及其天然营养成分的谷物。

中国人膳食模式的重要特征之一，就是以谷类为主。然而近三十年来，我国居民膳食模式逐渐发生了变化，谷类消费量有所下降，动物性食物摄入量明显上升，导致能量摄入过量；同时，谷类精加工过度，在去掉麸糠和胚的过程中，也去掉了全谷物所含的维生素B族、膳食纤维、矿物质等营养成分。

长时间吃精制谷物，升高了人们患慢性非传染性疾病的风险。《英国医学杂志》曾发文章称，亚洲人每天多摄入150g精制大米，糖尿病发病率就会增加11%。

与精制谷物相比，全谷物、薯类和杂豆类可以提供更多的维生素B族、膳食纤维、矿物质等营养成分和有益健康的植物化合物，其升糖指数也远低于精制米面。增加全谷物的摄入，能够改善血脂异常，有利于降低糖尿病、心血管疾病、结直肠癌等膳食相关慢性病的发病风险，并帮助控制体重。

我国传统饮食中作为主食的稻米、小米、大麦、小麦、燕麦、黑米、玉米、高粱、青稞、黄米、粟米、荞麦、薏米等，均可作为优质的全谷物来源。

绿色生活小常识

从我做起，绿色生活

购物自备小推车或大口袋，

选用节能家电省电看得见，

避免购买过度包装的商品，

旅行自带牙膏牙刷和拖鞋，

减少使用一次性塑料制品，

享受绿色生活其实很简单。

6 奶奶的蛋白质情结

　　奶奶作为家里的主厨，掌握着所有人的饮食命脉，所以讨好奶奶是必修课程。这不，妈妈就趁着去苏州出差的机会，给爱美的奶奶买了几条真丝围巾作为礼物。考虑到奶奶辈的审美喜好，送围巾可谓是正中下怀，于是社区广场舞的队伍中，总能看到戴着真丝围巾翩翩起舞的奶奶。有了这几条围巾，奶奶似乎对小区接下来举办的广场舞比赛更有信心了，作为夕阳红舞蹈团的创始人之一，奶奶当然认为自己是有足够实力作为领舞参加比赛的。

　　殊不知，刚搬来小区的后起之秀赵奶奶却最终全票通过担当领舞，当然，也不能说全票通过，因为不包括奶奶。大家的一致意见是，赵奶奶身姿优美、体形修长，完全担得起夕阳红舞蹈团的门面担当。

"什么门面担当，不就是看脸看身材吗？"奶奶表面笑眯眯，内心乱嘟囔，当她走过去祝贺赵奶奶时，却发现自己需要仰视。对方接近一米七的修长身材，顿时让奶奶没了底气。

奶奶年轻时在单位好歹也是文艺骨干，怎么年老了反而比不上别人了呢？一想到对方比自己足足高一个头，奶奶的气似乎都没那么顺畅了。无论如何，这次领舞之争，她算是和新来的赵奶奶结下了梁子。

重新围好自己的真丝围巾，奶奶迈着小碎步朝郝点儿幼儿园赶去。领舞只不过是小风波，耽误了孙子放学那可不行。想到这里，奶奶不由自主地加快了脚步。

好在小区离幼儿园不远，当奶奶赶到时，时间刚好。小朋友们以班级为单位排队等家长"认领"，每个班级又按照身高排队，圆嘟嘟的郝点儿当仁不让，以幼儿园大班最矮排在最前面。奶奶一眼就看到了自家孙子，祖孙二人正打算离开时，赵奶奶竟然也出现了。

"哎，你也来接孙子啊？"赵奶奶甚是热情。

奶奶刚刚落败领舞的阴影再次袭来。还好，都是宫斗戏的资深观众，该有的客套、礼仪一样也不能少。
奶奶露出自己刚刚补好的八颗牙朝着赵奶奶就是一顿
空姐式的标准微笑，随即拉着孙子离开，不想郝点儿
此时来了个急刹车：

"赵奶奶，谢文睿在最后一排呢！"

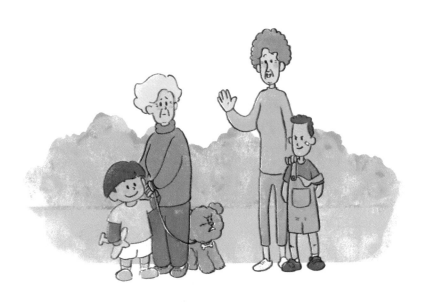

赵奶奶摸摸弟弟的小圆脸："真乖，谢谢你。"

原来弟弟班上最高的那个捣蛋鬼竟然是赵奶奶的
孙子，奶奶心里暗暗思忖。

"那个最高的小朋友是不是欺负过你？"奶奶之

前就听爷爷说过弟弟被班里最高的男生撞倒的事。

"但他不是故意的呀，老师说只是玩游戏。"弟弟吃着棒棒糖一脸呆萌，这更让奶奶来气了。

"他主动和你道歉了吗？"奶奶试图找一些对方的把柄出来。

"他说他不是故意的，他太高了才不小心撞到我。"郝点儿生性善良，总是替对方找理由。

奶奶内心莫名升腾起一股气，似乎朝谁发泄也不对，但就是堵在心口莫名不爽。

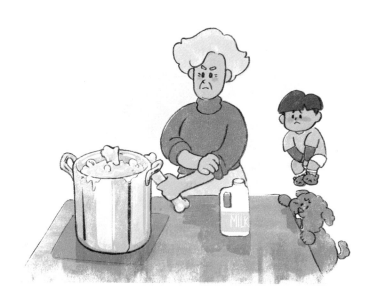

走到自家楼下时，奶奶顿悟：都是因为弟弟个子小，才容易被人欺负！这个答案在脑海出现后，她顿时神清气爽，似乎找到了问题的解决之道。

　　又是一个美丽的清晨，奶奶早早起床拖着购物小推车出了门，她今天要到菜市场买最新鲜的猪棒骨，据说大骨头用来熬汤最合适。如果幸运的话，奶奶更希望买到强壮有力的后腿骨，因为这块骨头肉少骨大，两端大中间小，煲汤时轻轻一敲，中空的骨头就会缓缓流出营养丰富的骨髓来。这猪棒骨做起来可不容易，得先用冷水下锅焯，再用大火快炖，最后小火慢炖，一个半小时后浓骨头汤就熬好了。

　　奶奶的人生信条就是"自信"，因此在厨艺方面自然也是胸有成竹。这次为了让弟弟长高，当然需要补充足量的钙元素和蛋白质，除了保证弟弟能喝上浓浓的猪骨汤，奶奶还专门挑选带有"高钙"字样的牛奶。尽管，这类牛奶往往是针对有特殊需求的人群的，还不打折。奶奶雷打不动，坚持盯着弟弟每天早上喝完最后一口骨头汤，每天晚上喝完最后一滴高钙奶，才满意地去睡觉。她甚至梦到了弟弟长成了一米九的壮小伙，站在自己身旁，对面的赵奶奶拉着她孙子谢文睿在冷风中颤颤发抖，梦里的奶奶忍不住笑出声来。

　　说到笑，妈妈早上收拾弟弟房间时也发出了恐怖的笑声。她没想到六岁的弟弟居然还会尿床，一家人对此调侃一番之后，谁也没再当回事。

　　然而祸不单行，今天的家长会后，爸爸被郝点儿的班主任"留堂"了，原来郝点儿经常在刚上课时就举手上厕所。有一次来不及举手，直接尿湿了裤子。为了维护小小男子汉的面子，爸爸没当着全家人说。

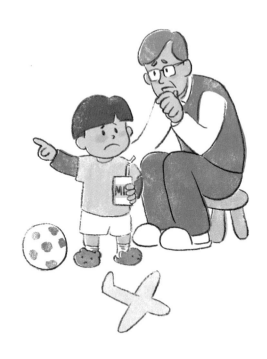

爸爸决定先和郝点儿聊一聊。于是，郝点儿向爸爸哭诉奶奶强迫自己每天按时按量喝汤喝奶。该如何去除奶奶的心病，又帮助郝点儿脱离"奶汤"之困呢？爸爸眉头一皱，计上心来。

第二天，爸爸来到奶奶房间，一脸严肃地对奶奶说道："妈，您前两天的体检报告出来了，显示您有钙流失的问题，需要补充钙元素和蛋白质啊。"

"哦？我现在每天给弟弟熬骨头汤呢，那我也正好喝点儿补充营养。"

"行，不过鉴于您钙流失相对严重，骨头汤的饮用上至少要达到三大碗，此外牛奶也要每天喝500毫升。"爸爸煞有介事地说道，就像给他的病人开药方。

奶奶一脸志在必得的样子，开始严格按照这个标准执行起来。不到一周，奶奶就有些扛不住了，肚子胀得难受，还频繁地跑厕所，加上本身就对乳糖有点不耐受，奶奶对骨头汤和牛奶的忍耐已经达到了极限。

终于，奶奶宣布不再"遵医嘱"喝汤喝奶了，同时也宣布放弃了对郝点儿的"长高"培养计划。爸爸表面不动声色，实则和弟弟都在暗喜。

这一天，奶奶练完广场舞，坐在石凳上和舞伴们

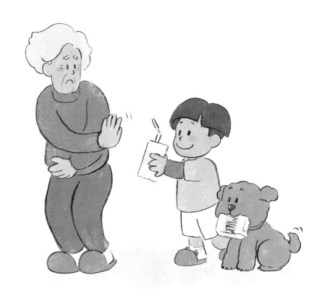

唠起了家常。大家向赵奶奶请教孙子谢文睿的长高秘诀，赵奶奶对喝骨头汤的提议表示了否定，说骨头汤实际脂肪居多，没有明显的补钙效果，而是应该吃对食物、晒足太阳，这样才能更好地补钙。随后她分享了两样菜谱，被奶奶偷偷记了下来。

当天晚上，家里的餐桌上不见了骨头汤，而是多了两道清淡的家常菜：茄汁虾仁豆腐和菠菜炒鸡蛋，一红一绿摆在一起，甚是喜庆。爸爸看着桌上这两道菜，和弟弟击掌叫好。

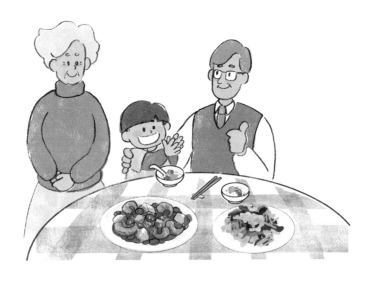

　　其实奶奶并不知道，这两道菜正是爸爸的主意，只不过借赵奶奶的口传达给了奶奶。他知道倔强的奶奶经常听不进专业意见，反而爱信各种民间偏方。爸爸当然明白身高很大程度上由遗传基因决定，但眼看着奶奶再这样弄下去也不是办法，便趁机和赵奶奶合演了这么一出戏。

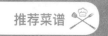

茄汁虾仁豆腐

 用料

鲜虾 70g、豆腐 150g、小番茄 100g、葱 10g、姜 5g、料酒 10ml、淀粉 15g、番茄酱 30g

步 骤

1 1.虾仁加入适量盐、料酒、姜片、淀粉，抓匀腌制半小时，入味去腥；

2 豆腐切小块，焯水后沥干水分，另起锅加入油，豆腐翻炒后盛出备用；

3 锅中留油，烧至五成热，放入葱、姜片爆香，加入虾仁翻炒至微微变色；

4 加入豆腐、小番茄、番茄酱，翻炒；

5 出锅前加盐，淋入水淀粉即可。

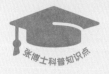

补钙的正确打开方式

"多喝骨头汤能补钙！"大概率你曾经听你妈、你姥姥、你奶奶或者邻居大妈说过这句话。骨汤的颜色像牛奶一样浓白，味道醇美，看起来就像是骨头中的钙被熬煮出来了。其实，骨汤里的白色并不是钙，而是脂肪。长时间的熬煮使肉与骨分离，肉里含有的大量脂肪在汤中溶解，分散开来的细微脂肪液滴被蛋白质包裹，呈现出浓郁的白色。白色越浓，就意味着汤中的脂肪含量越高，口感也越醇香。

骨头汤好喝自然不必说，但要靠它补钙，可就有点难了。研究发现，用1公斤骨头炖汤两小时后，汤中的钙浓度还不到2毫克/100毫升，就算增加骨头量和炖煮时间，汤的钙浓度还是不超过4毫克/100毫升。按照成年人每天需要摄入800~1000毫克钙，儿童需要摄入1000~1200毫克钙计算，得喝20~60升（相当于1~3桶饮水机上的桶装水那么多）的骨头汤！这显然是"不可能完成的任务"。

其实，要想更有效地补钙，比骨头汤更好的选择有很多。牛奶、酸奶、豆制品、坚果、芝麻酱、海鲜都是优质的补钙食品。很多深色蔬菜也是补钙好选择，比如菠菜、芥蓝、小油菜等，这些蔬菜富含维生素、镁和钾等微量元素，能促进钙的吸收和利用。因此，要想保持骨骼健康，均衡饮食很关键。

过量食肉会怎样

在分解过量的蛋白质时，人体会产生大量含氮废物，加重肾脏的负担。过量的肉在人体内转化成脂肪，导致脂肪堆积，也会大量消耗储存在骨骼中的钙质，使骨质变脆。经常食用过量的猪肉等高脂肪红肉，在补充蛋白质的同时，也摄入了许多胆固醇和脂肪，可能会增加患Ⅱ型糖尿病、结直肠癌等疾病和男性全因死亡的风险。

乳糖不耐症怎么办

乳糖不耐症，是指在食用牛奶、乳制品等含乳糖食物后，出现腹泻、腹胀、腹痛等症状的临床综合征。这种消化系统疾病影响着地球上65%～74%的人口，具有地区和种族差异，而中国人正是该病的高发人群之一。

改善乳糖不耐症，并不需要完全避免含乳糖食物，但一定要注意限制摄入量。研究显示，乳糖不耐症患者喝一杯不超过240毫升的含脂肪牛奶（含12克乳糖），并不会增强症状。食用经过预水解特殊处理的乳糖食品，也不会增强乳糖不耐受症状，由于胃排空延迟，随餐食用还能帮助稀释乳糖。虽然酸奶的原料中也含有乳糖，但在制作过程中，乳酸菌已将乳糖发酵成了乳酸，使乳糖不耐症患者能够更好地吸收营养。

作为乳制品的替代，一些富含钙、不含乳糖的食物同样具有良好的补钙效果，比如豆奶、杏仁、西蓝花、虾等。

账单日

夜深人静时，郝家的某个房间还闪烁着一丝诡异的蓝光，不用问，这一定来自妈妈的手机。

"夫人，你怎么还不睡？"爸爸翻了个身，嘴里嘟囔着，又继续沉入梦乡。

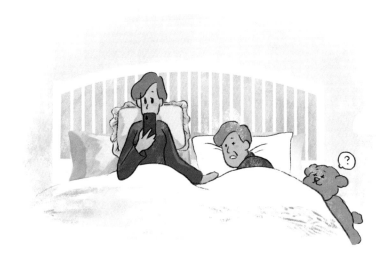

妈妈怎么可能错过这个千载难逢的好机会。前段时间正值国庆节，各大电商纷纷打折，妈妈攒了不少食品优惠券，进口食品优惠力度最大，妈妈终于尝到了所谓的拼单、抢购的甜头。她以前总是不理解公司那些刚毕业的小姑娘天天泡在购物网站上，这下好了，看到大量的食品、日用品、百货都在打折，好多还都是进口货，妈妈能不激动吗？

第二天一清早就有人敲门，奶奶作为早起一族，开门一看，快递小哥正汗流浃背抬着一箱包裹等候：

"您好，您在网上生鲜超市订购的货到了，请签收一下。"

奶奶签字后，快递小哥又热情地要帮忙抬进门，一向怕给人添麻烦的奶奶伸手接过箱子，差点没打个趔趄，这也太沉了。

"老郝！出来帮我抬一下。"奶奶使唤起自家老头子可相当有底气。

还没等爷爷慢悠悠走出来，奶奶直接演示了物体的自由下落过程，一箱生鲜"哐"的一声掉到了地上。

"这全是海鲜啊，怎么吃得完啊。"奶奶拆开包裹。这几日，她手撕包裹的能力与日俱增，不用说，

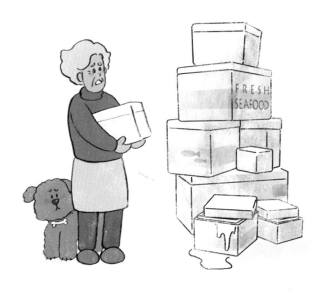

准是儿媳妇又在网上买的。奶奶虽说是海边长大的人，但看着这么多的海鱼、扇贝、螃蟹等满满当当挤在包裹里，还是有些吃惊。

"买这么多，吃得完吗？"奶奶对刚从卧室走出来打着哈欠的妈妈说。

一听说包裹到了，妈妈两眼顿时放光："您是不知道这些海鲜有多便宜，我真是省钱小能手！"

看着妈妈兴奋的样子，奶奶只好问一句："那这一箱海鲜得多少钱？"

"正好搞活动，买2000送1000，前所未有，超划算！"妈妈的眼睛睁得都圆了。

奶奶听完后差点没晕过去，无奈怎么也得给妈妈个面子，只好偷偷翻个白眼继续听。

"你看这个和乐蟹，比普通海蟹的蛋白质要高出几倍，而且胆固醇含量更低，还有这些……"

网购的日子总是快乐的，国庆节没过几天，"双十一"又要到了。作为消费者的狂欢日，妈妈怎么能错过这样重要的节日，"双十一"的前一天晚上，她早早订好了闹钟，就等着零点一过，立马开抢。

这往后的几天，家里大大小小的包裹堆积成山，奶奶每天最频繁见面的人就是各家快递小哥。有时奶奶在楼下跳广场舞，一看到快递小哥的三轮车开进院，就条件反射般往家赶，因为快递小哥说了，食品类的包裹最好当面查收，以防变质，尤其是从海外淘的"洋食品"。

快递多，快递纸箱包装自然就多。奶奶把每一个纸箱压平后，一次性打包卖给了小区收破烂的大哥。

妈妈今天一下班就狂奔回家，因为手机显示她订的好几件东西都送到了。刚进门，爷爷、奶奶和爸爸齐刷刷坐在客厅沙发上，这严肃的阵仗着实让她有些意外。随后，姐姐带着弟弟也坐过来了，当然大圣我早就抢占到了沙发的C位前面的地毯。

妈妈一脸懵，看着这一圈家人和茶几上堆放着的大大小小未拆封的快递包裹。

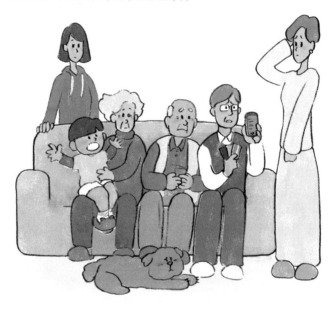

"妈，不是我说你啊，咱家最近的包裹实在是太多了。"郝辛直性子率先开口了。

爸爸慢吞吞发话了："这两天银行一直给我发短信，卡都快给刷爆了。"

"妈妈，咱们都吃了好久的海鲜了，我好想念奶奶做的小笼包！"弟弟也不满了。

看着这老的小的都在指责自己，妈妈一时间有些缓不过气来，趁着大家审问的间隙，她试图为自己辩解："我这不是为了咱们家的健康着想吗？这都是最受消费者喜欢的食物，健康又营养，又赶上优惠日，这不就多囤点儿嘛！"

"那也不能天天吃啊。"爸爸第一个站出来反对。

"哎，海鲜可是好食材啊。你就说这些海鲜，那可是大老远从澳洲空运过来的，每天吃一点儿，想着就健康。"妈妈还有些不服气了。

爸爸没有再辩解，而是打开手机，放了一段自己好友张博士的微信语音："从营养价值的角度来看，进口海鲜和本地的并无太大差别。"

姐姐继而解释："妈妈，你就别再花大价钱买各种海外空运的食物了！不仅营养价值没有多大区别，空运的成本还很高。我们老师讲过碳足迹，从环保角度看，食品供应链包括采购、生产、仓储和运输，其中仓储和运输会排放大量的二氧化碳等温室气体。远距离买的东西越多，产生的碳足迹就越多。再看这些包装，塑料的、纸的、泡沫的，保鲜还要用干冰，多

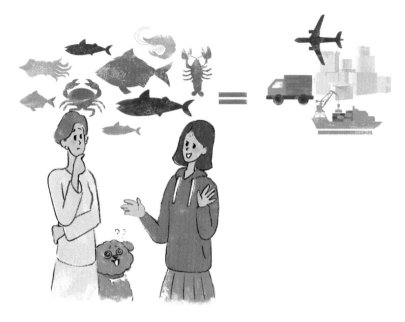

浪费，多耗能啊！"

妈妈虽然一贯强势，但在强大的亲友团和事实面前，脸上也有些挂不住了，她嘟囔道："这不是你们当初一致推选我作为家里的食材选购专家吗？怎么一遇到点儿问题就都过来指责我啊？行，那以后家里的食材我就不负责了，你们来！"然后一甩手躲回自己屋去了，剩下大家面面相觑。

"可是我以后也可能还想吃海鲜呢。"不懂事的弟弟居然立马就要投降。眼看到了饭点，奶奶站起身："今天我们先换换，海鲜大家吃腻了。"奶奶打开冰箱，看着里面的春卷皮和为数不多的蔬菜，顿生一计。

没多一会儿，奶奶端着香喷喷的自制越南春卷走了出来，爷爷端着南瓜泥蘑菇烩饭紧随其后。早已等不及的弟弟一骨碌爬起来，上了饭桌就要开动，还好爸爸及时拦住了他。

"妈妈还没出来！我去叫妈妈。"弟弟又从椅子上下来，打开了妈妈的房间，把妈妈拉了过来。

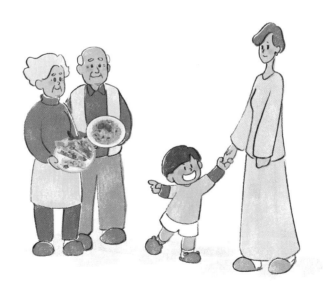

妈妈看起来还有点儿不情愿，但看到桌上的饭后，露出了惊讶的目光。

　　"你看，奶奶做了你最爱吃的越南春卷。"郝点儿说，"当然，也是我最爱吃的，哈哈。"

　　所有人都笑起来了。妈妈红着脸向全家道歉："都怪我这双爱网购的手，我明天就把它给'剁'了。"

越南春卷

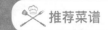

 用　料

越南春卷皮（干）5～8张左右（具体看个人食量）、紫甘蓝叶子2片、小番茄4～6个、荷兰黄瓜1/3根、胡萝卜1/2根、秋葵5～8根、猕猴桃1个、虾仁10个、薄荷叶适量、泰式梅子酱1碟

步　骤

1　将虾仁在热水中焯熟，放置在一旁晾凉备用。其他蔬菜水果洗净去皮，切成薄片或细条或喜欢的形状。P.S.食材的大小要便于卷入春卷皮，不然最后成品美观度会减分。

2　在一个大碗中准备足量的饮用水，用于沾湿越南春卷。将整张春卷全部浸放到温水里5秒钟左右，迅速拿起甩掉多余的水分，平铺到案板上。P.S.动作一定要迅速，浸放不要太长，不然春卷皮会过软，不好操作。

3　春卷皮平铺到案板上后，将食材按照个人喜好，整齐地码在春卷皮中间。

4 将下部的春卷皮卷起后，再码放好最想被展现的食材，这样最漂亮的一面就在外面了。

5 然后将春卷皮两边折叠到中间，再卷好即可。P.S. 初次卷的时候，一般掌握不好码放的食材量和卷起的松紧程度。建议多多练习，熟悉手法后就好了。

6 码在盘中，最后用薄荷叶装饰，配上爽口的梅子酱。装盘的时候不要让春卷紧挨在一起，不然容易互相粘在一起。

隐形的碳足迹

　　食品生产是全球碳排放的一个主要来源。减少全球动物制品（肉类和奶制品）的总消费会减少来自动物的二氧化碳和甲烷排放量。新鲜的、当地生长的应季食品通常在生产过程中使用较少的能源。而且，因为它们从农场到餐桌的距离只需要较少的燃料，这些食品产生的碳足迹也较少。

食物浪费

　　每年食物浪费的碳足迹相当于向大气排放33亿吨二氧化碳温室气体。每年食品生产中损失或浪费的用水总量（250立方千米）相当于俄罗斯伏尔加河年流量的3倍或日内瓦湖容积的3倍。同样，每年有14亿公顷的土地——占世界农业面积的28%——用来生产最终被损失或浪费的粮食。所有食物浪费中只有很少一部分被制作成堆肥，大多被送到垃圾填埋场，构成城市固体废物的一大部分。从垃圾填埋场排放的甲烷成为废弃物温室气体的最大排放源之一。

疯狂世界杯

　　有句话是这么说的：男人对足球的热爱，和女人对购物的狂热度是一样的。果然，伴随着四年一次的

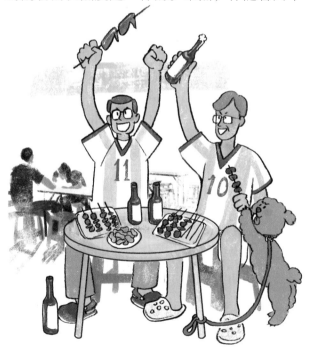

世界杯降临，所有女人（包括妈妈）都要注意了。世界杯期间，女人们的情敌出现了，且一出现就是一个月，她就是"世界杯"。

一贯忙于工作的爸爸竟然为了即将到来的世界杯，跟医院请了半个月的年假！这是全家人万万没想到的。

"休息一下挺好的。"奶奶第一个赞同。儿子平时太忙了，在家看球赛的时间，母子俩也能聊聊天增进感情。

爷爷更是举双手赞成。是男人就要有一项爱好，先不管这项爱好是啥，一听到是足球感觉就很爷们儿，不管是嘴上足球还是真去球场踢都特爷们儿。父子二人在家里喝着冰镇啤酒，吃着小炒，看看球，吹吹牛，旁边还有老婆们的伺候，想着就爽！

妈妈也表示理解，像爸爸这种"倒班""请假"的男同事在她公司也有一些，其中还不乏中高层领导，加上季度总结刚过，正好大家也都喘口气。再说了，球迷熬夜看球的作息正好和我们相反，一向嫌弃爸爸占床面积太大的妈妈倒也开心，晚上看书、玩手机、逛网店，两口子倒班睡觉互不打扰，谁也不妨碍谁。

至于姐姐和弟弟，那就更别提有多得意了。爸爸一向查作业查得紧，虽然郝辛这段考试成绩不理想，但只要把试卷和签字笔递给正在看球赛转播的爸爸，准是速战速决，看都不看就签了字。郝点儿胆子更大，从幼儿园回来就拉着我走街串巷到处跑，因为爸爸根本记不起来还要监督他练琴的事儿！

果然，家里的顶梁柱父亲大人一旦全神贯注自己的事，大家反而都觉得轻松了不少，这种久违的幸福和谐整整持续了半个月。有好几个深夜，我还能被爸爸带出去看球吃夜宵，终于过上了"孜然多多滴"的神仙日子，我不愿醒来。（注："孜然多多滴"的意思是烤肉串时请师傅多放孜然，形容吃烤串吃美啦！）

就这样，心怀各种小心思的一家人都过得美滋滋。周末时，爸爸的"铁磁"张叔叔会过来串门一起看球赛。第二天大家醒来，总能看到客厅沙发上躺着东倒西歪的两位"呼噜兄弟"。

一向严于律己的爸爸和张叔叔，此时在两个孩子眼里，仿佛变了个人似的。

不过这种"好日子"没过多久就要到头了。毕竟

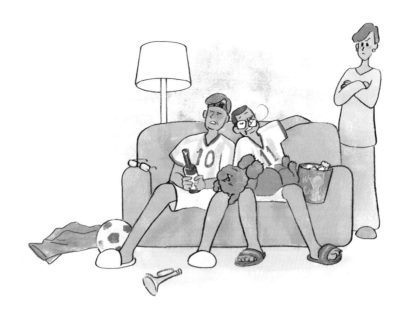

天下没有不散的筵席，随着世界杯决赛终场哨声的吹响，一切好像又各归其位。可我总感觉哪里不对，但也说不明白。

爸爸一向是单位的模范标兵，一下请假半个月，也算是破天荒了。这天，一来到单位，就围上来一群年轻医生和护士。

"郝主任，您可真是精力旺盛啊，熬夜看球，我这种二十出头的想都不敢想。"实习生小李不知是夸主任还是夸自己，让郝主任听起来感觉怪怪的。

"是啊，咱们主任看完球，气色也没差多少呢。"孙大夫也帮着夸。

"我们女生也不懂球，但是看球星还挺帅的，您觉得哪个球星最帅啊，听说意大利队都是男模身材？"崔护士这番话一出口，爸爸这种真正的球迷差点没被气吐血。

"好了好了，你们别打扰郝主任了，他待会儿还要出诊呢。"众人纷纷散去，办公室内留下爸爸艰难一人。之所以说艰难，是因为不知道是椅子有问题还是其他原因，爸爸感到椅子变得有些拥挤，但也没细究，整装待发，走向门诊，接待今天第一个小患者去了。

一位年轻妈妈拉着自己小孩进来了，说孩子最近不爱吃饭食欲差，好像有些感冒，小脸都瘦了。

"小朋友你几岁啦？"郝主任一边听一边在电脑上做记录。

"洞洞。"

"医生问你话呢，快告诉医生你几岁了。"妈妈催促，看到自家孩子不说话，只好代为回答，"他四岁了。"

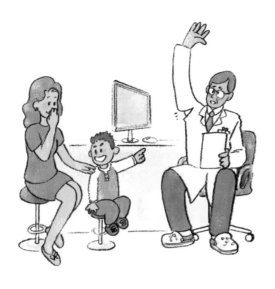

　　"好，张嘴让叔叔看看舌头。"郝主任张嘴微笑示范。

　　"叔叔，洞洞。"小男孩终于举起小手指向白大褂。

　　我们的郝主任顺着方向看，这个小家伙竟然指着自己胳肢窝！他再低头一看，简直不敢相信，腋下不知何时竟然撕开了一个大口子！

　　郝主任这满脸的尴尬，仿佛看病的是自己，小男孩审视的眼光仿佛一位严肃的体重控制专家。接下来一直到中午，郝主任本着对病患负责的态度坐在诊室里，坚持看完了最后一个小患者，虽然极为尴尬，但全程依然带着人见人爱的微笑。

一下班，爸爸顾不上和同事们打招呼，以迅雷不及掩耳之势脱下白大褂直接送回后勤部门，并换了件大一码的。

晚上回到家，郝辛第一个迎上去，笑嘻嘻地对爸爸说："郝主任，今天'第一天'上班怎么样啊？怎么看上去情绪不高呀？"

"今天小病号一个接一个说我，'叔叔你胳肢窝有大口子'，真是糗死了。"

众人爆发出哄堂大笑。

只有我，没有笑。作为一只智商超群的贵宾犬，在郝点儿的授意下，跑进厕所把体重秤给拱了过来。

"爸爸，来吧，是骡子是马上秤看一看。"也不知道郝点儿这是从哪儿听来的山寨歇后语。

姐姐打了个响指，给弟弟点了赞，马上跑到秤边准备见证这奇迹的一刻，两手捂嘴，好像很兴奋但又怕笑出声来。

"这么多年，我对自己的体重还是有信心的。医生这么忙碌，你们哪儿见过肥嘟嘟的医生？我就不用称了。"爸爸边说边从沙发上起身准备走出客厅，用身体语言更直接地告诉我们，他对称体重的抗拒。

"那白大褂是怎么破的呀？"

我们一齐挡在了爸爸后退的路上，我也一个小跳，人来疯般地想跳到爸爸怀里。

爸爸被扑上来的我吓得倒退几步，正好踩上了令他避之不及的体重秤。

"您的体重是83公斤。"智能体重秤发出了可怕的报数声。然而最吃惊的莫过于刚从厨房出来的奶奶，

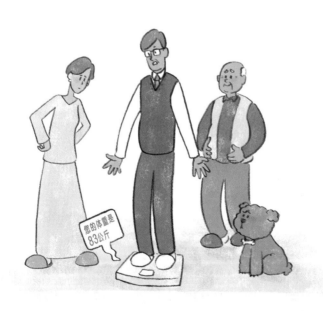

她惊叹道："上一次你称体重还是刚参加工作的时候，我记得你才69公斤。"

这明明就是好补刀嘛！

"吃胖点好，男人婚后都是会胖的。"不知何时出现在身后的爷爷又把爸爸吓个半死。

今晚的各位都是"体重专家"，仿佛长胖、体重、脸圆、腰粗这些事儿是特别能带动全家参与讨论的热词，就这个事儿，从客厅聊到饭厅，一直没重样。

妈妈趁着洗手时，贴到爸爸耳边小声说："你可真是大松心，前阵子我记得你一直是75公斤左右，这一个世界杯过去，就胖了8公斤！"

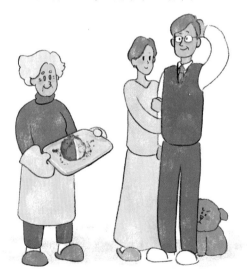

"媳妇儿，我看你拿电脑回来，今晚要加班啊？"很显然这是要赶紧转移话题的节奏。

"来来来，开饭啦！都过来。"奶奶招呼大家落座。

等大家坐好了，奶奶从烤箱里拿出了一道造型奇特的菜。"给大家着重推荐一下我的新尝试——烤花椰菜！"

姐姐想起来，"记得这道菜还是对门的张叔叔推荐的吧，他说烤花椰菜纤维素丰富，热量不高又营养美味。烤串大腰子吃了半拉月，估计这道菜他现在也很需要吧！"

"来，快来尝尝，味道如何？"

"那我一会儿也给老张送一碗过去吧！"爸爸"嘿嘿"笑着说。

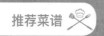

烤花椰菜

 用料

花椰菜 1 个、菜籽油 30ml、盐 3g、芝麻酱 60g、味噌 5g、酱油 10ml、米醋 5ml、枫糖浆 5ml、辣椒粉（也可换成孜然粉等其他香料）0.5g、水 45ml、榛子适量、香菜适量

步骤

1 烤箱预热 220℃（或热风档 200℃）。把花椰菜底部的部分切掉，先切除绿叶的部分，再把花椰菜底部硬的部分切走。

2 将花椰菜放进装满沸水的锅中，煮 5 分钟。

3 捞出花椰菜，用厨纸将花椰菜表面水分吸干。菜籽油和盐放一起搅拌均匀后，涂在椰菜上，放进 220℃烤箱烤 15 分钟。

4 芝麻酱、味噌、酱油、米醋、枫糖浆、辣椒粉和水放进小碗里搅拌均匀，把酱抹在椰菜上后重回烤箱，烤 10 ~ 15 分钟，或直至表面的酱料烤成金黄色，再把调好的酱涂在花椰菜上。

5 最后在花椰菜顶部撒上香菜和榛子碎即可（或换成葱花和其他果仁）。

夜宵的诱惑，烧烤对健康的影响

夜宵吃烧烤，危害真不少。一方面食物在高温熏烤的过程中会产生大量的致癌物质，增加患癌症的风险；另一方面，烧烤多以肉类为主料，而且由于烧烤添加了辣椒、孜然等提香的调味料，会刺激食欲，让人食量大增，能量过高，增加肥胖风险。在吃烧烤的过程中，人们还会以酒类或其他饮品为伴，更增加了不健康因素。除此以外，很多烧烤食品存在严重的卫生隐患，食用后有发生腹泻或食物中毒等意外情况的可能。

9 秋游记

爷爷跷着二郎腿，坐在沙发上，一边啃着苹果，一边看着郝点儿幼儿园的通知，同时大声念着：

"秋天，是谷物丰收的季节，是橙黄橘绿的季节，是清风飞扬的季节。在这样秋高气爽的日子里，星星

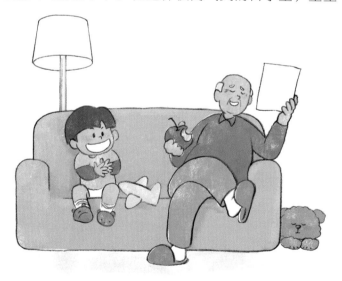

幼儿园为了让幼儿亲近自然，特地开展亲子秋游活动……开拓视野，增长知识，体会同学情、师生爱，培养社会主义核心价值观。下面是本年度秋游活动方案……"

爸爸走过来，一把拿过通知。"爸你就别看了，上次妈带郝点儿参加幼儿园春游，差点没给折腾坏，孩子回来又是上吐下泻又是发烧头疼，这回咱们就不凑热闹了。这种活动累的是家长，苦的是孩子。"

"有道理，"奶奶把刚剥好的一把核桃递给郝点儿，"多吃核桃补脑，这次秋游咱说啥也不去了，咱们在家玩，奶奶给你做好吃的。"

幼儿园组织的春游、秋游活动是每个小朋友最期待的事情了。听见大人们这么说，完全不理会自己的意见，可想而知郝点儿气得鼻子里都要喷火了，嘴巴似乎都能挂起茶壶。他带着哭腔控诉："别的小朋友有爸爸妈妈陪着去，我也要去。"

爸爸蹲下身来，声音也温柔了许多："主要爸爸妈妈工作忙，工作日实在没法请假陪你去秋游，再说，你难道忘记上次春游生病的事了吗？等爸爸妈妈有时间，周末带你去儿童乐园，好不好？"

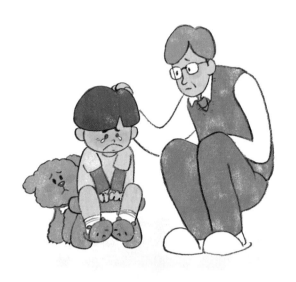

　　弟弟虽然不情愿，但还是理解了，点了点头，小可怜的样子着实让人同情。

　　晚上，姐姐来到郝点儿房间。

　　"还想去秋游吗？"

　　郝点儿重重地点点头，随即又摇摇头："秋游会吃坏肚子的，我不能去。"

　　"如果这次吃奶奶给你做的饭呢，不在外面吃？"

　　"那也不行，我都答应爸爸了。"想到这里，郝点儿一双无辜的大眼睛又开始泪眼婆娑了。

听到爷爷走过来了，郝点儿转头用胳膊抹了一把眼泪。姐姐也回屋去了。

一大早，奶奶便起床张罗早饭，爸爸迷糊着走进来："妈，您这是要做什么大餐呢？"

"没什么，简单做点。"

"这怎么还有饭盒？"

"待会儿去赵阿姨家，做点东西送过去。"

"那正好，我先替您尝尝。"爸爸又开始嬉皮笑脸了。

"去去去，你乖乖吃面包牛奶吧，都在餐桌上呢。别在厨房捣乱了，吃完赶紧上班去。"奶奶强势关门，将爸爸赶出厨房。

一个小脑袋从门缝探出来，原来弟弟早已经穿戴整齐起床了。

"你爸爸去上班了。"爷爷第一个"告密"。

"我妈呢？"

"也上班走了。"

郝点儿听完，神态立即轻松起来，我跟在后面也很是神气，"护驾"的姿态很是到位。

郝点儿坐到餐桌上，吃着牛奶面包煎鸡蛋，又盯着旁边的保温饭盒看。他知道这是今天他和爷爷的午餐。终究还是忍不住想知道这次秋游奶奶给自己准备的是什么饭菜，当他小心翼翼打开后，顿时惊呆了。

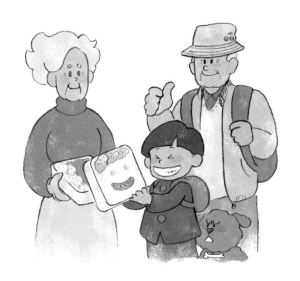

上层是白米饭打底、玉米粒眼睛、香肠嘴拼成的大笑脸，逗得郝点儿哈哈大笑；下层堪称印象派油画：纯白的山药和蘑菇混搭在金黄色的南瓜泥中，周围用西蓝花、胡萝卜自制的菜肉丸子装饰。这就是一份五彩缤纷、赏心悦目的南瓜时蔬烩饭啊。

郝点儿满意地盖好盖子，放进自己的小书包里，给了奶奶一个大大的拥抱。随后爷爷背着大双肩背包，弟弟背着小书包，爷孙二人准备出发去秋游。

"这次我可不会随便带你在外面吃东西了。"爷爷拍着胸脯对郝点儿说。

郝点儿明白，要是这次回来再吃坏肚子生病了，可能以后所有的春游秋游就都跟他拜拜了。祖孙俩戴好遮阳帽，奶奶、姐姐和我在门口目送二人离开。至此，我们的策划都很成功，毫无破绽。

幼儿园吸取了上次的教训，组织了更为丰富但运动量都不大的活动，比如放风筝、采摘、钓鱼，等等，自然时间持续得也比较长。很不幸，当祖孙俩兴高采烈回到家的时候，爸爸妈妈已经在客厅等候多时。想到即将到来的"腥风血雨"，郝点儿的心提到了嗓子眼。

果然快乐有多大，悲伤就有多深。先是爸爸批评爷爷："爸，您招呼也不打就带郝点儿出去秋游，一整天我俩还蒙在鼓里呢。你们这一老一小，私自跑出去参加秋游，多让人担心。"

"我们打了招呼的，"郝点儿小声嘟囔着，"我在你们房间的床头柜放了一张纸条。"

这下不仅爸妈惊讶，全家都愣住了。郝点儿继续

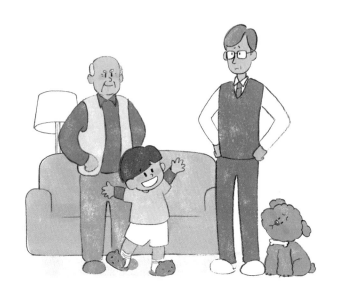

说："我已经长大了，奶奶做了很好吃很好看的午餐给我，爷爷也说我们坚决不在外面乱买东西吃，所以我没有吃坏肚子，爷爷和我做活动也没有受伤，还玩得很开心。还有还有，奶奶今天做的饭菜还获得我们班最佳营养午餐奖呢，园长号召大家以后多吃粗粮和果蔬，向我学习！还有，钓鱼比赛爷爷得了第一名！"弟弟说话的声音越来越大，眼睛也笑成了一条缝。

本来是爸爸妈妈计划严肃批评教育的一场戏，没想到被祖孙二人哐哐抢了戏，而且句句好像都在理，这下真是无话可说了。

"不管怎样，以后带孩子出门还是要小心一点，之前的教训实在太深刻了，咱们都吃一堑长一智。"还是妈妈总结得好，爷爷、奶奶和郝点儿都点头表示赞同。

"妈，原来今天早上您老人家就已经在偷偷开小灶给他俩准备秋游午饭了，是吧？"爸爸这时好像才明白了点什么。

姐姐笑得直颤："爸，别人慢半拍，你这儿是慢了整整一首曲子啊！哈哈哈，哈哈哈。"看到爸爸又被糗到了，连妈妈也转而投靠我们这边，不跟爸爸一队了。

奶奶拍拍爸爸的肩膀："手心手背都是肉，南瓜泥蘑菇烩饭是方便弟弟外出饮食做的，平日里大鱼大肉惯了，身体也得补充更多蔬食滋养，这道菜营养健康，清淡却不简单哦。"

"说这么好听，还不是没有我的份儿。"看来爸爸还在怨奶奶只顾孙子不管儿子呢。

奶奶掀开餐桌上盖饭菜的罩子，南瓜和蘑菇的香味立刻窜到每个人的鼻子里。除此之外还有金灿灿的松仁玉米、小咸菜和粗粮粥，一顿美味的晚餐呈现在大家面前。

大家纷纷就座，听着爷爷和郝点儿给大家讲述着秋游趣事，爸爸早就迫不及待吃起了南瓜泥。

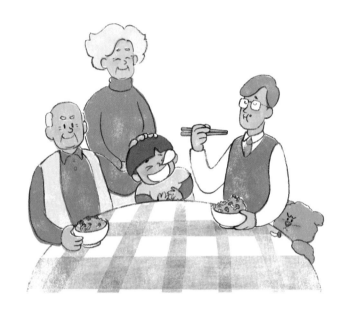

"嗯，是妈妈的味道。"爸爸学着电视广告上做出夸张的表情，弟弟差点笑出了鼻涕泡。

"那爸爸妈妈，以后的春游秋游我还是可以参加的，对吧。"郝点儿专挑大人们放松的时刻提出要求，可真是个小机灵鬼。

“可以，不过还有个要求。”爸爸故意卖关子。

所有人都在等着听要求是什么。

“郝点儿也要跟奶奶学做南瓜泥蘑菇烩饭，爸爸从小到大最爱的就是奶奶这道菜了。”

弟弟像拨浪鼓似的不停点头。

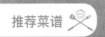
松仁玉米

 用 料

鱼肉丁 70g（可选）、青豆 50g、玉米粒 50g、胡萝卜 50g、松仁 50g、荸荠 50g、油 20ml、盐 1g、香葱 10g

 步 骤

1 准备好解冻的玉米粒、青豆、胡萝卜粒、荸荠粒、鱼肉丁。P.S. 如果用新鲜的甜玉米和新鲜青豆，需要把玉米粒用刀切下，放入开水锅中烫两三分钟煮熟，捞出过凉水。

2 锅烧热下少许油，这时下入松子小火翻炒一下。

3 先下鱼肉丁炒至断生，接着下胡萝卜、荸荠炒至断生。

4 加入青豆、玉米粒，快速翻炒几下，加入盐炒匀调味即可。

南瓜泥蘑菇烩饭配时蔬

用 料

烩饭部分：南瓜 200g、大米 100g、小洋葱 1 个、南瓜子适量、蟹味菇少许、蒜 1 瓣、百里香 1 根、白葡萄酒 30ml（可选）、热水（根据大米状态添加）、食用盐适量；时蔬部分：口蘑 2 个、荷兰豆 4 个、香菇 2 个、橄榄油少许

步 骤

1　将南瓜去皮切块，口蘑、香菇切块，蟹味菇去根切碎，荷兰豆切块，小洋葱切块（一部分切碎末），蒜切碎。

2　将南瓜块上锅蒸熟，用搅拌机搅打成泥，放在一旁备用。

3　热一小煎锅，放入橄榄油，炒香大蒜碎、洋葱碎、百里香。

4　加入大米，炒至微微透明。

5　再加入白葡萄酒，增加风味。

6　待酒精蒸发后，分3次加入热水，如煮粥一样烹制大米，每次水量不要过大，保持锅中米饭的流动性即可，收得稍稍黏稠后再加入第二次水。第三次加水，先尝一下大米的软硬度是否适合，再添加适量的水做最后的烹制。

7　待米快熟时，加入切碎的蟹味菇和南瓜泥。最后用盐调味，即可入盘。

8　另取一口锅，放入少量橄榄油，放入口蘑、香菇、荷兰豆、小洋葱，炒熟加入少量的盐调味。

9　放在烩饭上，最后再撒上少量的南瓜子即可。

春（秋）游零食指南，了解一下？

恐怕很难找到比春（秋）游更适合吃零食的场合了。不过，出游吃零食也是有学问的。

首先，早饭是必需的。俗话说早饭要吃好，午饭要吃饱，晚饭要吃少。赶上出游时更是如此，出门之前一定要吃早饭。早饭可以提供户外活动所需的能量，不妨多吃一些易消化的谷物和能量高的奶类食品，中式的豆浆+包子+鸡蛋就很好。

其次，水是必需的。根据《中国居民膳食指南（2016）》的建议，每人每天需要补充1500～1700毫升水。请注意，这里说的水，不包括饮料。市面上出售的饮料大部分含糖量很高，不利于补水。户外游玩，很容易忘记喝水，当你觉得口渴时，其实身体已经开始缺水了，因此要及时补水。自带白开水是最好的选择，因为含有其他成分的饮料长时间放置在密闭容器中容易发生变质，更重要的是糖含量太高，不利于健康。

然后，零食是必需的。没有零食的春游不是好春游。

虽然景区的旅游配套设施越来越发达，但还是建议自带食物，以减少接触没有安全保证或质量不过关食品的风险。苹果、蓝莓、葡萄、香蕉、橘子、奶酪、坚果和苏打饼干很适合配搭在一起做成一份丰盛的零食包。可以早上出发前，把水果洗好、切块，集中放在一个饭盒里，这样既能保鲜，又能免于路上颠簸时被磕碰挤坏，影响食用心情。

最后，零食指南是必需的。想了解该吃什么零食，吃多少，怎么吃，请参考《中国儿童青少年零食指南（2018）》。

零食指南

推荐家里有学龄儿童（6～12岁）的家长们看看这本书——《中国儿童青少年零食指南（2018）》。书里面介绍了很多如何引导孩子们"吃零食""吃好零食"的知识。比如：零食不能代替正餐；零食与正餐的时间间隔以1.5～2小时为宜，每天食用零食次数不超过3次；不将零食作为鼓励或奖励的手段。

绿色生活小常识

绿色出行好处多

我们在选择出行方式时，多是基于自己的习惯和经验。

在家里还没有小汽车时，我们步行、骑自行车、乘公交地铁、打出租车，或是几种形式组合出行，出行计划安排得井井有条，也没有耽误过事儿。

现在生活好了，出现了很多新的交通方式，但为什么我们出行的选择却变得单一起来？会开车的爸爸不管是在家附近的银行办事，还是工作日上班，或是周末带家人吃饭看电影，都是拿起车钥匙直奔停车场。但是往往，眼瞅着电影就要开场了，却被近在眼前距离电影院不到100米的十字路口堵到无可奈何。堵车导致错过电影开场只是一方面，它还带来很多环境污染和经济问题。有数据表明，交通拥堵造成的直接经济损失为GDP的4%～10%。据测算，中国某些超大城市一天的拥挤成本即为4000万元，全年交通拥挤造成的损失将超过100亿元。

所以我们不妨试一试，公共交通与私家车结合出行、错峰出行，或者拼车出行的绿色交通出行模式，这样既减少了小汽车高额的碳排放量又省钱，还节约了时间，何乐而不为？

骑行的好处多又多

学骑自行车好像是我们每个人成长过程中必修的一门功课。为什么一定要学骑自行车？可能是因为过去曾有很长的一段时间，自行车是我国居民出行的重要交通工具。现在骑车的人不如以前多了，但随着共享单车的兴起，唤醒了两轮出行的绿色新风尚。根据2019年的统计，共享单车日均使用量超过4000万人次，绿色出行方式每天服务近3亿人次。没想到多年后，自行车又回来了，让大家走出小汽车，脚蹬两轮，穿梭在城市的大街小巷，欣赏沿途风光。

如果一个人可以每天坚持骑车半小时，寿命可以延长7年。每周骑车30公里，能降低五成心血管病发病率。此外，骑车时两腿交替蹬踏，可促进左、右脑功能同时开发，预防大脑早衰。

减少一次性塑料制品的使用

随着全球范围内塑料污染问题日益严峻，我国各级政府针对塑料污染治理的法律法规日益完善，减塑已经成为时下最受公众关注的环保话题之一。

2020年初，国家发改委和生态环境部发布了《关于进一步加强塑料污染治理的意见》。相较于2007年的旧版"限塑令"，新版"限塑令"提出了塑料污染治理分阶段的任务目标，有序禁止、限制部分塑料制品的生产、销售和使用。力求到2025年，通过系统性治理，基本建立塑料制品生产、流通、消费和回收处置各环节的管理制度，基本形成塑料污染多元共治体系，替代产品开发应用水平进一步提升，重点城市塑料垃圾填埋量大幅降低，塑料污染得到有效控制。

塑料是20世纪重大发明之一，塑料在为我们生活带来便利的同时，也不可避免地带来了很多负面影响。塑料无处不在，它的微粒甚至出现在护肤品、自来水中。我国高度重视塑料污染问题，将塑料污染治理作为生态文明建设和实现高质量发展的重要内容加以推动。

解决一次性塑料污染问题，源头减量和末端处理都非常重要。我们期待更多的企业践行企业社会责任的同时，更鼓励每一个人提高减少塑料使用的意识。对一次性塑料餐具和塑料袋、吸管说不，使用自带杯，优选没有过度包装的食品，出门购物自带环保袋等等。

⑩ 同桌的你

深夜，小区居民楼里的灯一个接一个熄灭了，妈妈的卧室也暗下来，不过我听着屋里一直有动静，好像妈妈和爸爸都没睡着。

"她爸，你有没有发现女儿最近举动不太正常？"

"没觉得。"爸爸的声音带着睡意。

"我听奶奶说，她最近回家很晚，有时回来饭也不吃。"

"孩子都是大姑娘了，国外都去过了，偶尔在外吃个饭也没啥。"

"不对劲儿，她最近特别爱照镜子，早上捯饬好久才出门。"

"净瞎操心，花季少女不是很正常的事嘛，姐姐是16岁又不是60岁。"

"难不成？交男朋友了？"这下妈妈的声音突然提高，"那可不行，现在是课业繁重的高中，谈恋爱肯定耽误学习。"

"你可别忘了高中时是谁老路过我们教室门口偷看我。"

"哎呀，年代不一样了，现在的高中生的课业压力能和咱们那时候比嘛，你到底是不是亲爹，女儿有情况了你怎么这么麻木呢你……"

妈妈没再说下去，因为爸爸的呼噜声早已经打到飞起。

越想越不对劲，她打算明天查个究竟。

第二天下午，妈妈趁着外出见客户的机会拐到了姐姐的学校，以路过为由，提前约了班主任曹老师。这一问不要紧，妈妈这才知道姐姐居然报名参加了学校的话剧社。

"学业这么繁忙，参加话剧社是不是会对学习有影响？"妈妈单刀直入。

"我们学校这个话剧社呢，内容编排都是紧贴语文课本的，可以说是既寓教于乐，又给像郝辛这样对表演和文学有浓厚兴趣的同学提供了施展的舞台。您

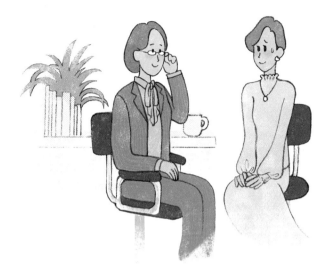

担心什么呢？"曹老师耐心解答。

"不是不是，我只是觉得孩子有自己的兴趣爱好，我们做家长的也不反对，只不过学生嘛，时间毕竟是有限的。"

"哦，他们正在排练大戏《雷雨》，可能确实有晚回家的情况。"曹老师笑了，"您要是觉得不方便，我可以去问问……"

"哦，不用不用。"

曹老师进一步解释："这次期中考试郝辛发挥得不错，年级排名还进步了十来名呢。"

"我知道，这特别感谢您的悉心指导，也离不开各位任课老师的辅导……"果然，妈妈不愧是人力资源经理，话说得是滴水不漏。

"郝辛妈妈，郝辛参加话剧社有好一阵子了，学习一直算稳定。您今天过来，是孩子在家里有什么情况吗？"

妈妈倒是没想到，曹老师会主动发问。看妈妈不语，曹老师继续说："要不这样，我们先观察一段时间，如果孩子成绩有下降，我们就及时和她沟通，学习总是第一位的，您看怎样？"

妈妈还想说点什么，比如担心女儿恋爱的事，转念一想还是算了，于是点了点头。

站在学校门口，妈妈看到郝辛正和几个同学推着自行车说笑着准备离开，仿佛和其中一个男生关系很亲密的样子，妈妈的心不由得再次提了起来。

晚上回到家，妈妈走到郝辛的房间门口，敲了两下虚掩的门。

姐姐好像正在写日记，妈妈顺着门缝看到她快速把笔记本放进抽屉里。

"进！"

进到屋里，妈妈先是表扬了一番姐姐这次考试进步，又有的没的问了一些七七八八。正当妈妈犹犹豫豫、欲言又止时，姐姐竟然先开口了。

"妈，你是不是怀疑我谈恋爱了？"

"啊？没有啊，没有吧，我没问啊？"这时的妈妈反而像做了亏心事的一方，搞得姐姐都想笑了。

"你女儿我现在呀，确实是注意到了一个很优秀的男孩儿，不过我想要和他一样优秀，甚至是超过他。"姐姐竟然主动和盘托出，妈妈听得眼睛都睁大了。

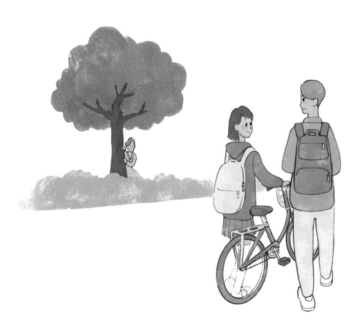

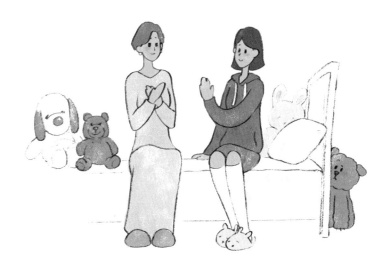

"其实妈妈也没有那么保守了，你谈恋爱呢，妈妈不反对，不过……"

"不过最好不要谈，因为会影响学习？"姐姐仿佛能够猜透妈妈的心思，这情节走向完全不在妈妈的预想中啊。

"妈，我知道您很爱我，担心我会因为谈恋爱影响学习，所以才找曹老师问情况的，对吧？"

"你怎么知道的？"

"我下午在楼道里看到您去曹老师办公室了。"姐姐一脸平静，"您不用担心，我现在以学习为主，话剧表演是爱好，当然我也是因为他才加入的。不过您放心，我没有傻到去跟他表白，恋爱的事我会放到大学再说的。"

"他叫什么名字，他知道你喜欢他吗？"妈妈顿时变得八卦起来。

"他也喜欢我啊。"

"啊？"妈妈好像永远比姐姐慢半拍，姐姐的每个回答都令她意外不已。

"我们约好了，一起考上大学那天，再说这事儿。所以我亲爱的妈妈，我请您帮忙监督我。"

妈妈看到女儿如此坦白，并且还有自己的想法和主见，倒也有些放心了。

"你加入话剧社妈妈不反对，不过明天放学最好回家吃饭，没问题吧？"

姐姐点点头，殊不知妈妈内心此时已经开始酝酿一个更大的计划了。

转眼到了第二天傍晚。妈妈下班后，三下五除二做了几道好菜，其中还有从来没有在家里餐桌上出现过的新菜——芒果三文鱼沙拉和豌豆牛油果青酱意面。刚忙完没多久，姐姐就回家了。

"詹思德？！你怎么在这？"看着坐在客厅里的男同学，姐姐的眼睛睁得又大又圆。

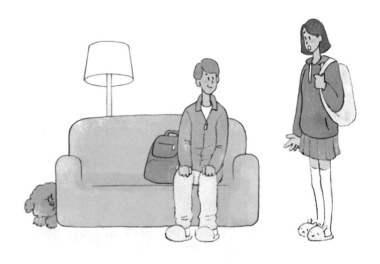

"是阿姨邀请我来的。"詹思德有些不好意思地说，又降低声音悄悄和郝辛说，"我还以为你妈要找我谈话说咱俩的事儿，但好像又不是啊。对了，瞧这一桌中西合璧，你家伙食可以啊！我都有点儿受宠若惊了，以后我多来蹭饭，可好？"

"去！别得意。"姐姐笑着掐了詹思德的胳膊，推了他一下，但是始终觉得有点儿懵，老妈这是唱的哪出啊？感觉妈妈倾听了自己的想法，好像并没有提出反对意见……还是很意外，老妈竟然用了"知己知彼"这招，直接找到了詹思德，啧啧，姜还是老的辣！面对美食，姐姐愣神得都忘了伸筷子夹菜。

吃完饭，看天还早，妈妈依旧热情地招呼大家坐在沙发上吃水果。

"呦，家里有客人啊！"奶奶下午去街道参加舞蹈团活动回到家，一眼看到了沙发上的詹思德。

"奶奶，这是我的同学，詹思德。"

"他可是郝辛他们学校的学霸，学习成绩常年稳居年级前三！"妈妈好像比姐姐还兴奋，抢着报告。

"呦，我瞧瞧，这小伙子长得真精神呐！还这么

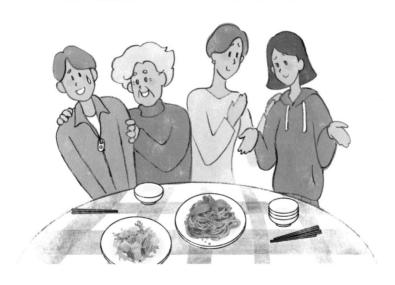

优秀，让人看着就喜欢，哈哈哈。"说着就一屁股拱开了儿媳妇坐到了詹思德的旁边，左看右看，好不喜欢。弄得詹思德倒是不好意思了……"瞧瞧，果然是时代不同了，家里的老人和小孩，思想、做派都比我开放啊！"

郝辛和妈妈对视了一下，心里想的估计都是，这都哪儿跟哪儿啊。

芒果三文鱼沙拉

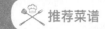

用料

三文鱼 60g、芒果 60g、杏仁 10g、南瓜子 10g、罗马生菜 100g、芝麻菜 20g、樱桃萝卜 10g、藜麦 50g、鹰嘴豆 30g、核桃仁 20g、柠檬 1/4 个、沙拉酱 20g、食盐 1g、橄榄油 10ml

步骤

1 准备食材：芒果切方形粒，三文鱼切小方块，煮熟的藜麦和鹰嘴豆，切好片的樱桃萝卜，杏仁粒、南瓜子一把，洗干净的沙拉菜；

2 做调味酱：橄榄油加入盐和柠檬汁；

3 沙拉菜打底，铺上三文鱼块和杧果块，加入藜麦、鹰嘴豆、其他食材和调味汁；

4 最后加入沙拉酱搅拌均匀即可。

豌豆牛油果青酱意面

用料

豌豆80g、牛油果1/2个、罗勒叶50g、意面100g、虾仁70g（可选）、松仁少许、橄榄油30ml、蒜少许、胡椒少许、盐1g、柠檬汁20ml

步骤

1　锅里放油烧热，下蒜片、虾仁、豌豆粒，煸炒至虾仁熟透；

2　煮意面：锅里水放多一些，烧开后下意面，加少许盐，8分钟煮熟后捞起，拌少许橄榄油备用；

3　制作牛油果青酱：料理机里放进切块的牛油果、蒜瓣、罗勒叶、柠檬汁、橄榄油和少许盐，打成浓稠的酱料；

4　煮好的意面放入牛油果青酱和虾仁，拌匀，让每一根意面都裹上浓稠的酱汁，如果觉得干可以加少许热水；

5　装盘，撒上胡椒、松仁，用罗勒叶点缀。

选择当地当季的食物

选择当地、当季食物，能最大限度保障食物的新鲜度和营养。

尽量多吃本地时令蔬菜水果，减少食物因进口或温室培植造成的碳排放。运输和包装常常比生产更耗能。生产1千克本地水果相应排放的二氧化碳为0.7千克左右，而如果选择来自热带的水果则会排放3.3千克二氧化碳，相当于本地水果碳排放量的4~5倍。

郝家女人减肥
长征路

四月不减肥，五月徒伤悲。眼瞅着炎热的夏天就要来了，郝家的三个女人却纷纷发愁了。

先是高中生的姐姐。正处于青春发育期的她原本身材苗条，属于怎么吃都吃不胖的体质，不想现在的她除了校服，竟然穿不下以前那些细腿的牛仔裤了。这让爱美的姐姐甚是烦恼，甚至偷偷在吃饭期间开溜，多次被弟弟郝点儿发现并报告家长，久而久之，大家也就习惯了。因为就算姐姐这顿饭不吃，待会儿她还是会去冰箱里翻腾的。不过奶奶可不这么认为，在她眼里，自己的孙子孙女永远都瘦得跟豆芽似的，要吃得白白胖胖才是王道。郝辛不好好吃晚饭，可急坏了奶奶，花心思专门做一些姐姐爱吃的红烧猪蹄、油焖大虾放到显眼的地方诱惑姐姐。

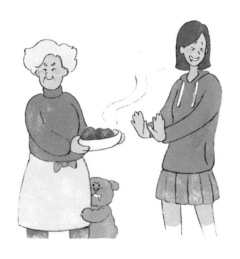

　　果然这一招很灵，嘴上说着要减肥的姐姐，怎可抵挡住美味的诱惑，没坚持一会儿就撸起袖子跑过去啃猪蹄了，一边啃还一边说："不吃不知道，猪蹄儿真奇妙，今天吃一点儿，明天再减肥。"

　　就这样，一个想尽方法做，一个找借口吃。明日复明日，明日何其多，于是乎，姐姐的肥是肯定没减下来，一上秤还胖了三斤，可谓是越减越肥。一气之下，姐姐干脆破罐子破摔，跑到快餐店里大快朵颐，把这些天脑子里朝思暮想的麻辣烫、火锅、麻辣香锅、炸鸡通通尝了个遍。

　　不过，吃完后又是无尽的后悔，怎么办，姐姐仰天长叹："减肥好难，人生好苦，我真是太难了。"

再来说说妈妈。职业女性在家要张罗家务，在单位要变成女汉子，每天两个角色无缝切换。只要换上职业装，穿上高跟鞋，妈妈就是公司同事眼里能力超强的Jen（妈妈的英文名，也是她名字的译音）。

这几日，当妈妈穿着高跟鞋优雅美丽地走在公司的木地板上时，总能听到来自脚下木地板发出的凄惨叫声，同事们一听这熟悉的嘎吱声，就知道是女领导板着面孔过来了。大家立即正襟危坐，目不斜视，全神贯注盯着电脑屏幕，耳朵却竖起来追踪这嘎吱声停在谁的身旁。

女人一上四十，不由得开始恐慌，觉得哪儿哪儿都下垂，身材也愈发不受自己控制，横向生长。妈妈偷听单位的小姑娘讨论某款减肥茶很管用，便悄悄记下来跑去网上搜索购买；再后来又听说有一款知名的代餐很管用；再再后来决定冒风险直接吃减肥药。但无论怎样，无奈体重就像蒸汽馒头，"热胀冷缩"似的极其不稳定。妈妈也因为使用减肥药，老是跑厕所上吐下泻个不停，却依然心怀减肥目标不动摇。

妈妈的减肥风波以生病住院而终止，医生说减肥造成她体内电解质紊乱，再不停止还会危及身体健康。家人的极力阻拦，加上住院的打击，终于让妈妈暂时放下了这个想法。之所以说是暂时，是因为妈妈觉得自己休整一段时间还能再战。当然，她没敢把这个想法说出来。

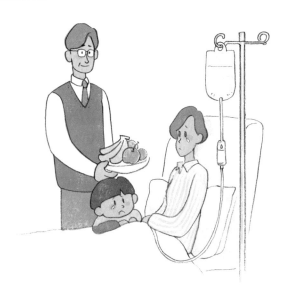

最后不得不提的就是奶奶了，一位元老级减肥会员。想当年奶奶也是搞文艺工作的，退休后发挥余热，毛遂自荐来到街道老年活动中心，经常作为领舞组织邻里乡亲跳广场舞，一直是大家夸赞的热心大姐。谁知最近在排练新疆舞时，不知道是舞蹈服不合适还是怎么了，奶奶的肚子被勒出了三层游泳圈，偏偏新疆舞老有抖肚子的动作，肚子上游泳圈也跟着晃呀晃，差点没把奶奶晃断气。

奶奶作为领舞担当，对自己的形象要求只能是好或更好。这天，奶奶经舞蹈队的马奶奶介绍，来到了小区附近的一家减肥诊所，这家诊所号称"15天减肥计划，不瘦不要钱"。奶奶作为首次介绍来的客户，可以免费享受一次店里的体验活动。当她被裹上号称是"减肥神油"的保鲜膜时，不知道是紧张还是皮肤

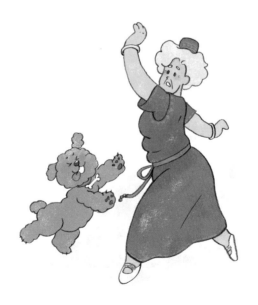

确实有些疼痛难忍，全身的肉都在发抖，服务小妹声称通过刺激皮肤就能达到减肥神效。就在奶奶想要放弃的时候，店里突然被一群警察包围，原来有群众举报这家店属于"三无"诊所，所谓的天价神油不过是含有辣椒素的普通精油罢了。奶奶的免费瘦身体验自然也就终止了，临走时还配合警察叔叔做了调查。警察叔叔耐心询问每一位在场顾客，是否受到过店家蛊惑，购买了减肥神油，还提醒大家不要到这种资质不全的地方消费，以免上当受骗。

还好只是体验，钱财没有受损失。但奶奶最忧心的"游泳圈"问题依然没有解决，倘若再减不下来，她的领舞宝座怕是要让给身材好的赵奶奶了。

这三个女人凑到了一起，大吐苦水，分享这段时间以来各自的辛酸经历。

好巧不巧，营养学家张博士——我家的好邻居张叔叔又过来找爸爸，看到三个女人无精打采的，都在抱怨自己减肥失败的经历。张博士听完后，开始习惯性地分析了起来。

他先是了解了郝家平时的饮食习惯，发现存在重油重盐的情况。奶奶作为掌厨一把手，经常手抖多放

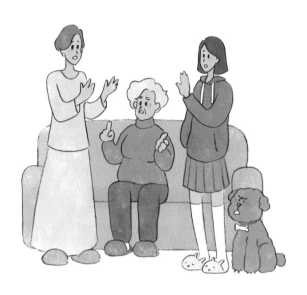

油，至于口味，总担心饭菜没味儿不香，就会下意识地多放盐或酱油。最后，再加上以弟弟和爷爷为首的食肉族，总是无肉不欢，长期下来，大家的体重普遍有较明显的增长，长胖也就在所难免了。

情况了解完毕，张博士对郝家的饮食构成和习惯已经有了一个初步印象。作为营养学家，他分享了一系列健康饮食建议，甚至具体到每餐该吃什么、怎么吃的问题。

"好！谢谢张叔叔，我就不吃了！"姐姐第一个斩钉截铁地表态。

"回答错误，零分。"张叔叔毫不留情。

"我只吃水果。"妈妈认为自己这个方法应该不错。

"水果的含糖量很高，只吃水果不见得比你吃一顿晚餐摄入的卡路里要低。"张博士摇头，对于妈妈的回答也是很不满意。

"我一把年纪不需要减那么多，把腹部的赘肉减一下就可以了，不吃主食可以吧。"奶奶得意扬扬。

"纯靠管住嘴，想要局部减肥只是一种幻想，身体的减重是整体的，不会只减某个局部。"张博士耐心跟奶奶说。

郝家的女人们全部败下阵来，都跟霜打的茄子一样，无力反驳。

那到底吃什么既健康又低热量呢？

"这两者当然都要兼顾啦！不然我这个营养博士岂不是白当了。"张博士到厨房打开冰箱瞅了瞅，胸有成竹地说，"推荐给苏珍一道既健康又美容的菜：养生南瓜百合；给注重养生健康的奶奶做一道葱烧豆腐，这道菜钙含量和蛋白质都很丰富，简单易消化，是一道老少咸宜的家常菜。"

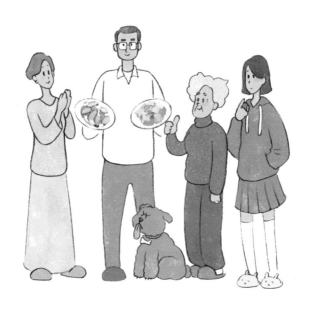

姐姐着急了："那我呢？"

张博士神秘一笑："你还在长身体，青春期的体重波动属于正常的发育现象。你唯一要做的就是加强体育锻炼，吃正常饭菜即可，注意营养均衡，不挑食、不过量饮食就没问题。"

没想到，一个小小的减肥，针对人群不同，身体情况不同，具体的方式也不一样。郝家女人的减肥长征路终于走上了正轨！

养生南瓜百合

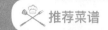

 用 料

南瓜 100g、鲜百合 50g、黄瓜 80g、盐 1g、油 20ml、蒜头若干

步 骤

1 蒜头剁碎，百合掰开，黄瓜切片，南瓜去皮去瓤切薄片（2～3mm 厚度）；

2 锅中烧开水，下入南瓜烫至锅中水开，捞出过冷水后控干水分待用；

3 起锅烧热，下一点油，下百合炒至由白色变微微透明，然后下黄瓜片和南瓜片快速翻炒，接着下盐炒匀即可。

葱烧豆腐

用料

北豆腐1块（大约300g）、大葱葱段2段、小葱2根、姜片3大片、蒜3颗、植物油适量、蚝油2勺、生抽2勺、鸡精适量、糖适量、盐适量

步骤

1　豆腐拿热水汆煮后，用厨房纸吸干水分。

2　葱白切段，葱绿切末，生姜切片，生蒜切片，豆腐切块。

3　热锅加油，放入准备好的葱段、姜片和蒜瓣炝锅，煎至微焦时关火，把佐料捞出来。

4　豆腐切片，用刚煸好的油煎豆腐，两面都要煎至金黄。

5　锅清洗后加热油，放入炸好的豆腐，加入热水至豆腐一半处，放入葱段、蚝油2勺、生抽2勺、鸡精、糖和盐适量。小火煮，中间翻动豆腐。

6　收汁后取出摆盘，最后撒上一些葱碎即可。

张博士科普知识点

关于肥胖、减肥、想瘦……你可能还不知道的事儿

胖是因为能量过剩？其实有可能是营养不良

胖的原理有点像挣3万只花2千，剩下都存银行，即摄入的大部分能量并没有被消耗掉，而是以脂肪的形式储存起来。"银行"就是脂肪细胞，"存款"越多自然就越胖。只不过，胖的只是脂肪细胞而已，而其他需要能量的细胞却正在挨饿。因此，胖人有可能同时是营养不良的受害者。

减肥就靠饿？No，no，no!

为了避免储存脂肪，人们常用的方法是减少能量摄入，通俗地说就是节食，同时增加能量消耗，也就是运动。这种做法看似合理，其实是错误的。因为这个过程只能让脂肪细胞把存储的"钱"吐出来，却不能解决其他细胞的饥饿问题。而且，随着节食带来的能量摄入减少，其他细胞的饥饿情况会雪上加霜，从而导致皮肤衰老、松弛，肌肉弹性下降，更容易生病，甚至出现浮肿和脏器衰竭等问题。

碳水化合物（主食）要占到每日能量摄入的60%

若要既不影响人体的生理机能，又不让脂肪细胞存太多"钱",到底摄入多少能量比较合理呢？目前科学界的建议是每人每天1200千卡。与摄入量同样重要的问题是能量来源。坊间流传最广的说法就是：减肥就要高蛋白、低碳水！其实，这也是不正确的。碳水化合物（主食）应当占到总摄入量的60%，也就是720千卡。碳水化合物不仅能量高，而且好分解。顾名思义，碳水化合物分解后只会生成二氧化碳和水，不会对身体造成负担。而蛋白质就不一样了，分解后会产生有毒的含氮废物，处理不好会对健康造成负面影响。因此，绝不应当只选择高蛋白食物，甚至用蛋白粉或代餐完全取代碳水化合物。

蛋白质不可少，但也不宜过多

除了主食提供的蛋白质外，肉蛋奶也是蛋白质的优质来源。每天75克蛋白质比较理想。75克蛋白质换算成食物，大概是白肉（禽类、水产）100克、红肉（畜类）50克、奶300克、鸡蛋1个、坚果少许。请注意这些可是三餐的量，别一顿都吃了。蛋白质吃多了会加重肝脏和肾脏的负担，脂肪吃多了，会增加血脂升高的风险。

蔬菜水果好处多

蔬菜水果对减肥很有帮助，因为它们提供的能量少，但富含膳食纤维，吃了之后有饱腹感，还能提升抵抗力，减少油脂吸收。但是一定要记住，蔬菜水果不能代替其他食物成为每餐的全部内容。如果只吃蔬菜水果，能量摄入过低，细胞长期处于饥饿状态，会对健康造成危害。

三招帮你控制饭量

第1招，两餐之间用蔬菜和水果代替零食。

第2招，饭前15分钟喝点汤，不仅能降低饥饿感，还能补充营养和水分。

第3招，别吃太饱，七分刚刚好。

太胖固然不好，但比胖更糟糕的是错误的减肥方式。均衡膳食、合理减肥，才不会造成健康隐患，也不容易报复性反弹。

12 这个除夕不寻常

除夕这天，大家可真是忙坏了。

因为爸爸妈妈单位都有事儿，要到中午才放假，很多过年的准备工作就落在了爷爷奶奶和姐弟俩身上了。爷爷领着郝点儿写对联、贴对联；奶奶领着姐姐打扫房间，大家很是忙碌。爷爷抬头看表："哟，都快十二点了，儿子、儿媳怎么还没回来？"

"是十二点下班，不是十二点到家。"奶奶翻了个白眼，"还有一堆活儿没干完呢，指望俩上班的回来干活，到时候别饭都吃不上。"

"奶奶，我饿死了，你看我肚子都瘪了。"弟弟撒娇。

"哪儿饿了，我看你的小肚子还是很倔强的嘛。"姐姐笑着拿手戳着弟弟的肚子。没想到郝点儿弯下腰给了我个熊抱，结果一个趔趄，我俩一起来了个四仰八叉。

"哎哟！我的小祖宗，你这是要干什么？"奶奶急忙喝止。

弟弟一个翻身，搓搓手指，委屈嘟囔："姐，你看到了吧，我真是饿得一点儿力气都没了，大圣都抱不起来了。"

"那是因为大圣又胖了，"姐姐翻着白眼，"我说大圣啊，你怎么又肥了？看看你这小肥腰，肉嘟嘟，出去谁家狗狗跟你玩啊。"

"汪汪"，姐姐哪儿都好，就是有时太不给人留情面，我冲她叫了两声，以示不满。惹不起我还躲不起吗？摇摇尾巴，回窝"疗伤"去了。

"好了好了，等你爸妈回来咱们就开饭。"奶奶继续哄郝点儿。

"我看还得一个小时吧，米都没下锅呢。"姐姐歪着嘴巴。

"哎哟，你瞧我这记性，只顾忙别的，都忘做饭了。"奶奶正要去厨房，这时门铃响了，就直接走过去开门。

"哎呀，老王啊，快进来。"奶奶热情迎接，郝点儿虽看似淡定，却紧紧盯着王爷爷手里的羊腿。

王爷爷的老伴去世得早，唯一的一个女儿嫁到了国外。除夕这天王爷爷没事，直接提着一壶酒、一只烤羊腿就过来了。

两位爷爷落座对饮，姐弟俩看着散发着肉香的烤羊腿不停流口水。

王爷爷小心翼翼地用小刀割下羊腿上的肉分给姐姐和弟弟，姐弟俩谢过王爷爷，满意地拿着这小盘肉给奶奶看。

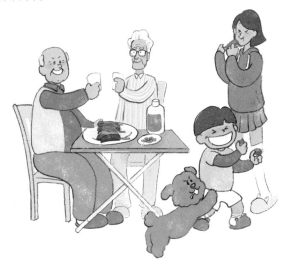

当弟弟把最后一块羊肉塞进肚子后，听见门口有声音，以为是爸爸妈妈回来了，赶紧打开门，看也不看就大声叫"妈妈"。定睛一看，原来是幼儿园同学谢文睿和赵奶奶来了。

原来谢文睿的爸爸是飞行员，母亲是空乘人员，除夕这天还在执飞。赵奶奶不想年三十孙子太孤单，干脆拿着饺子馅儿不请自来了。

郝点儿打完招呼，就拉着谢文睿跑自己房间玩变形金刚去了。赵奶奶拿着剁好的饺子馅儿走进厨房，两位奶奶边包饺子边交流做饭心得。

这时家里的大门又自动开了，奶奶以为又有客人来了，忙起身。原来是对门张叔叔："瞅着你们家门没关就直接进来了，还在楼道就闻到饭香了，快让我瞧瞧，两位阿姨在做什么？"

"这是你赵阿姨拿的饺子馅，我们正在做五彩水饺呢。"奶奶说着。

张叔叔闲不住，也情不自禁撸起袖子跟着有模有样地包饺子，这一举动颇受两位奶奶的喜欢，聊起了过年回家年轻人最怕长辈问起的最尴尬话题——"有没有对象啊？"

这时，姐姐的房间传来詹思德的声音："我去找你玩吧，玩完正好回家吃年夜饭。"

"大过年的你就别过来了，我们家今天人巨多。"姐姐撇撇嘴。

詹思德说："我不怕，我拿本《高考重点题》到你家，就说要研究习题。"

"得，那你来吧。"姐姐回应。

不一会儿，郝家的屋子里挤满了人，谢文睿和郝点儿显然对在小屋里玩玩具有些腻了，于是俩小屁孩儿冲出来满屋子乱窜，玩起了捉迷藏。

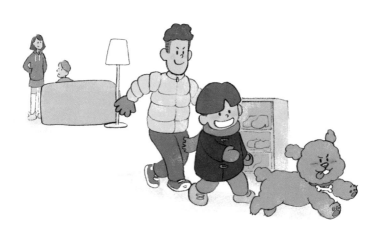

"你们去楼道玩儿呗。"姐姐郝辛实在不愿意在和詹思德"讨论作业"时,身边出现俩小屁孩儿捣乱。

郝点儿和谢文睿在楼下小花园里玩得不亦乐乎,因为我也加入了捉迷藏队伍,俩兄弟偷偷藏在一个隐蔽处,想看看我能否找到他们。我只能说,你俩小笨蛋,太小看我了!我才不去找你们呢,我先去上个厕所吧。

爸爸妈妈回来了!郝点儿跑到小区门口,兴冲冲地述说着和好朋友捉迷藏的事儿。

"回家吧,大圣呢?"妈妈问。

"刚刚还在和我们捉迷藏呀。"谢文睿摇晃着小脑袋。

"郝点儿你没拴绳就把大圣带出来,还不牵着,太危险了。"几个人围着小花园喊了一圈,想着可能我已经先回家了,决定先回家看看。

郝点儿和谢文睿用最快的速度检查了家里每一个可能的藏身之处,郝点儿带着哭腔跑出来:"大圣不见了!"

顿时郝家乱成了一锅粥。

还是爸爸最冷静,他吩咐大家分拨寻找。一拨人去每层楼道看，一拨人在小区寻找，爸爸则带着姐姐、詹思德、郝点儿一起去了门口的保安室，希望通过监控查看大圣的行踪。

好巧不巧，大圣下楼必经之地，也就是小区门口的监控居然坏掉了。

保安大哥搓搓手："你们先别着急，先回家，大圣咱小区人都认识，也聪明，大冷天的兴许玩一会儿就回去了。"

"可是……它，它会去哪儿呢？"姐姐真着急了，说话都磕巴了，"要是跑到大街上，万一吃到垃圾或是耗子药可怎么办？"

詹思德赶紧安慰："不会的，现在全市已经开展垃圾分类，都有独立的垃圾桶，小狗没机会接触到的，而且有毒有害垃圾也会单独分类处理的。"

姐姐正要继续，爸爸的手机响了，一看是张博士，爸爸接起电话："你们在楼道找到大圣了吗？"

爸爸挂掉电话，一脸凝重，看得出来大圣仍下落不明，眼看弟弟还在抽泣，安慰他也是安慰大家："也许大圣在一个地方贪玩呢，丢不了的。"

"大圣是我最好的朋友，它要是被坏人拐跑了可怎么办啊。"弟弟哭得鼻涕眼泪一大把。

天马上就要黑了，开始下起雪，一家子坐在客厅沙发上大眼瞪小眼，唉声叹气。

"要不……"爸爸欲言又止。

"什么？"郝点儿追问。

"这天也黑了，大圣咱们该找的地方也都找了，要不先做饭吧，毕竟今天是过年呀！等明天一早我们再去找大圣，怎么样？"

"不行不行！"弟弟的头摇得像拨浪鼓。

"那大过年的总不能不吃饭吧。"奶奶发话了，而且家里还有这么多客人呢。

"别人都在过年，大圣还不知道在哪儿挨饿受冻呢。"郝点儿委屈地不停流眼泪。

"我决定了！"姐姐突然站起来，"郝点儿你跟我下楼贴寻狗启事，大人们就在家里做年夜饭吧，兵分两路！"

说干就干。一转眼，姐姐和弟弟就在屋里打印好了几十张寻狗启事，末尾还加上了大圣的照片，再拿上一卷宽胶带，姐弟俩出门了。他们看见人就问，把寻狗启事贴在尽可能多的地方。

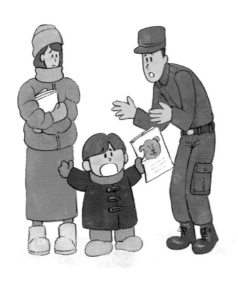

　　雪越下越大，两人顶着厚厚的风雪，拉着手拖着沉重的步伐向家的方向走去。走到家门口，发现张博士正在敲门，再一看，张叔叔身旁竟然露出了熟悉的身影。

　　是大圣！还有张叔叔家的妞妞（一条奶黄色的拉布拉多）。

　　这到底是怎么回事？还是听我这个第一当事"狗"的证词吧！原来捉迷藏的时候我跑到一边儿大便完，半天不见郝点儿来清理，就决定自己回家找铲屎官去。到了家门口，发现张叔叔家的门没关，就进

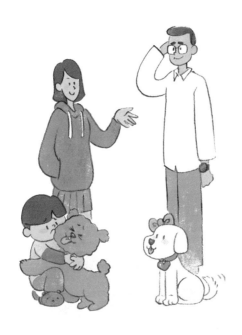

去串了个门，结果发现我的好朋友妞妞独自在家百无聊赖，我这么有爱心有风度，当然不能坐视不管了，就留在阳台上和妞妞玩了一下午。

当然了，前面那些找我的经过，都是郝点儿后来给我讲的。

郝点儿激动地抱住我狠狠亲了一口。姐姐对张叔叔开玩笑地说："没想到大圣还带回来一个'女朋友'，张叔叔你可要加油咯！"

单身的张叔叔听完瞬间脸红，尴尬得一时说不出话来。经过这大悲大喜，全家人都笑了。

既然大圣归来，过年的主题重新回归到年夜饭上，把视线放回餐桌。今年的年夜饭很是特别，不仅色香味俱佳，连名字都叫得好听：莲蓬豆腐，素荔枝肉，酸菜炒笋，回锅素肉，兰花银耳，糖醋松子鱼，绿茶小饼。

"哇，这么短的时间你们是怎么做出这么多菜的？"姐姐惊讶得张大了嘴巴。

"时间的确有些紧，还有一些我和奶奶实在来不及做了，这些都是我们直接按照书上的菜谱来做的，没有太多大鱼大肉，但也算是创新啦！你俩要多捧场哦！"妈妈笑眯眯地说道。

"只要有大圣陪我，我吃什么都行。"弟弟开心地露出大白牙。

"这几个菜可不简单，"爸爸发话了，"在有限的时间内做出了视觉大餐，营养健康，给辛苦的奶奶和妈妈点个赞。"

这时爷爷率先举杯："让我们为除夕之夜，为我们的伟大祖国，为我们这个幸福的家，为大圣平安归

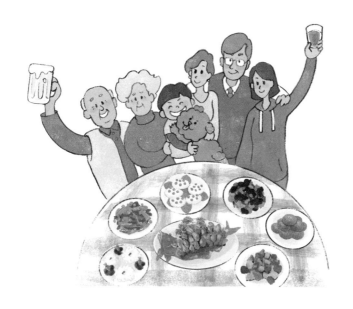

来，举杯庆贺！Cheers！"爷爷不太标准的英文发音，逗得大家哈哈大笑。

奶奶看着一旁的我，补充说："吃什么不重要，重要的是一家人呀，要整整齐齐，平平安安。"

"对！""汪！"大家异口同声说道。

莲蓬豆腐

🧺 用 料

黄豆芽1包、甜玉米2根、杏鲍菇1根、海带500g、内酯豆腐2块、鸡蛋1个、青豆少许、香菇100g、冬笋100g、盐适量、白胡椒粉适量

步 骤

1 用滤网过滤豆腐至细腻成糊，加入蛋清、盐、白胡椒粉，搅拌均匀备用；

2 制作素高汤，海带、玉米切段，杏鲍菇切滚刀块放入锅中，再加入豆芽、清水，炖煮20分钟；

3 冬笋、香菇切丁，模具中放入豆腐糊，再放入冬笋碎、香菇碎，再用豆腐糊封顶，放青豆做装饰；

4 放入蒸箱蒸十分钟，去掉模具后，摆盘倒入素高汤即可完成。

素荔枝肉

 用料

老豆腐1块、胡萝卜1根、杏鲍菇1个、青椒1个、红薯1个、
芋头1个、西芹1根、油条1根、洋葱1/2个、地扪菠萝2片、
荔枝适量、橄榄油适量、黄油适量、香油适量、白砂糖适量、
淀粉适量、番茄酱适量、盐适量

步骤

1　青椒切条，胡萝卜去皮切小丁，西芹切丁，洋葱切片，杏
　　鲍菇切块，地扪菠萝切小块备用；

2　将油条从中间剪开、切段，荔枝去皮、去核备用；

3　芋头、红薯去皮切片，放蒸箱蒸熟；

4　蒸好的红薯和芋头分别加入黄油、白糖捣成泥，装入裱花
　　袋中备用；

5　老豆腐切块后用手碾碎，加入胡萝卜碎、西芹碎、香油、
　　盐搅拌均匀，再加入适量淀粉拌匀；

6　用勺将豆腐泥挖成球，裹上淀粉；杏鲍菇裹上淀粉备用；

7　荔枝中注入红薯泥后裹淀粉；油条中注入芋头泥，裹淀粉
　　备用；

8　起锅烧油，放入杏鲍菇、荔枝、油条，炸制片刻捞出；

9　另起锅倒少许油，放青椒片、洋葱片煸炒，再依次加入番茄酱、白糖、清水、盐、地扪菠萝，翻炒均匀；

10　将酱汁熬至黏稠时，倒入杏鲍菇、荔枝、豆腐丸子，大火收汁即可。

酸菜炒笋

 用　料

雷笋 200g、青豆 30g、泰椒 10g、酸菜条 50g、植物油适量、食盐 1g、蚝油 10g、生抽 10g、麻油 5g、生粉 2g

步　骤

1　将雷笋剥皮，开水中煮 3 分钟，然后出锅备用；

2　将雷笋切成斜片，放入凉水中备用；

3　酸菜提前泡去多余盐分，然后切成小片，然后再将泰椒切好备用；

4　起锅，直接干锅炒笋片，将笋片炒干水分备用；

5 另起热锅，倒入植物油，放入泰椒圈焖炒出香，然后放入酸菜翻炒均匀；

6 再放入笋片翻炒，倒入食盐、蚝油、麻油翻炒，然后再倒入生抽；

7 再将青豆放入锅中翻炒，然后倒入生粉，翻炒均匀后即可出锅。

回锅素肉

 用料

木耳 50g、青蒜 2 根、杏鲍菇 2 根、小米椒少许、油少许、豆瓣酱 25g、白糖少许、甜面酱少许、豆豉少许、老抽少许

步骤

1 木耳洗净改刀，青蒜切小段；

2 杏鲍菇洗净，水煮 30 分钟（之所以用白水煮这么长时间，是为了让杏鲍菇完全软化，炒的时候才会非常入味，有类似于肉的口感，配米饭很好吃）；

3 杏鲍菇切片，辣椒切碎；

4　热锅倒油，倒入豆瓣酱，煸炒出香味，放入杏鲍菇与木耳；

5　放入糖、甜面酱、豆豉和老抽翻炒均匀；

6　撒上辣椒和青蒜，翻炒均匀，出锅。

兰花银耳

 用 料

西蓝花 150g、水果胡萝卜 2 根、泡发银耳 300g、枸杞 3g、白糖 75g、蜂蜜 75g、桂花酱 25g、生粉 15g、橄榄油 25g

步 骤

1　干银耳用水冲洗两遍，放入 1:10 的水中泡发 3 小时；西蓝花切小朵，放入 1:5 的淡盐水中浸泡 20 分钟；

2　水果胡萝卜去皮切成小段，泡好的银耳切成小块备用；

3　起锅烧开水，将银耳焯熟后，放冷水中降温；

4　另起锅，加入适量清水、盐、橄榄油，放入西蓝花焯熟后放凉水中降温，再放入泡发的枸杞焯熟备用；

5　碗中加入蜂蜜、桂花酱，搅拌均匀备用；

6　起锅倒少许橄榄油，油烧热后加适量清水，放西蓝花翻炒，加入适量盐、白糖；水淀粉分次加入锅中勾芡，翻炒均匀盛出；

7　另起锅加入清水，放适量白糖、盐、水淀粉搅拌均匀，倒入银耳翻炒均匀备用；

8　将西蓝花三朵一组摆成三角形，再将银耳、水果胡萝卜码于盘内，浇上蜂蜜桂花酱，放上枸杞点缀即可。

糖醋松子鱼

 用　料

鲈鱼 1 条、虾仁 100g、豌豆 80g、松子 50g、一小块姜、番茄酱五大勺、白水 100g、料酒、醋和生抽各一大勺、白砂糖两大勺、盐和白胡椒粉适量、淀粉适量

步　骤

1　将鱼去头，沿鱼骨头上下方都切开，切到距尾部 3cm 处然后切断鱼骨；

2　在鱼肉上先竖着下直刀切半厘米宽，然后横着45度斜切（要点：鱼皮不要切断，刀要尽量深，刀口尽量密）两面鱼肉都同样处理；

3　将鱼肉加料酒 1 大勺，白胡椒粉、盐适量，加淀粉搅拌均匀腌制 10 分钟；

4　在入锅前再裹一层淀粉，尽量将每一个肉缝都沾上淀粉；

5　油热到七八成熟后下鱼块，入锅时把肉翻到外面下锅，炸的过程中不断往鱼身上淋油；

6　鱼头塞一个姜块直立入锅炸，炸大概 6 ~ 7 分钟捞出；

　　等到鱼凉后，油温回升，再入锅炸 2 ~ 3 分钟；

7　锅中下热油，番茄酱 5 大勺，醋和生抽各 1 大勺，白砂糖 2 大勺，盐适量，白水 100 毫升，烧开；

8　下豌豆和虾仁，煮 5 分钟左右，可以加些水淀粉勾芡；

9　最后把汁淋在鱼身上，再撒上松子，上桌。

绿茶小饼

🧺 用料

面粉 500g、龙井茶 80g、白芝麻少许、糖浆 200g、色拉油 150g、芋头适量、白糖适量

🥄 步骤

1 取适量龙井茶，倒入破壁机中打成粉末，过筛后备用；

2 面粉开窝，中间倒入龙井茶粉、糖浆、色拉油，搅拌均匀后倒入适量水，揉成面团备用；

3 芋头蒸熟备用；和好的面团揉成长条，切成小剂子后揉圆，再擀成圆饼备用；

4 蒸好的芋头剥皮，加白糖按压成泥；

5 饼皮里放入芋泥，取另一张饼皮合起来包住馅儿；

6 饼的侧面一周蘸取适量白芝麻，放入烤盘；

7 绿茶小饼放入烤箱 200℃烤制 10 分钟，即可出炉。

尾 声

　　各位看客，这就是我和我家餐桌的故事啦。无论是在厨房还是在客厅，在卧室还是在餐厅，"吃"总是我家不变的话题。虽然各个自诩为"吃货"，其实我们都为了"吃"而走过不少弯路，相信各位看客也一定感同身受吧。

　　经过一次又一次的"惨痛教训"，如今我们一家子在"吃什么"和"怎么吃"的问题上已经取得了长足的进步（此处应有掌声，算了，我自己拍两下狗爪子吧）——彻底告别了"高盐高糖多油，过量食肉"的不良习惯，也不再迷信养生和进口货，取而代之的是"全谷物，营养均衡，少油盐"以及"种类多样，简单烹调"的健康生活。实不相瞒，现在我们一家子，体重可都很"在线"呦！

对了，给各位看客汇报一下我们的近况吧：爷爷痛定思痛，终于管住了嘴，也迈开了腿，不仅减肥成功，还成了小区广场舞大军中的"后起之秀，明日之星"，风头大有盖过奶奶的趋势；奶奶和赵奶奶冰释前嫌，如今两人成了"闺蜜"，天天凑在一块儿切磋舞技和厨艺；爸爸还是一如既往的忙，但他最近迷上了健身，热衷于每天在朋友圈里晒自己的健身成绩和三餐。妈妈挥泪告别了"买买买"，开始尝试"断舍离"，她解绑了手机上的三张信用卡，用省下来的钱报了一个营养师课程，现在是家里的"行政总厨"。

姐姐的话剧演得风生水起，在学校里小有名气，她和詹思德决定报考同一所大学，打算续写"同桌的你"。郝点儿顺利地迈进了小学的大门，光荣地成为小学生，虽然学校门口炸鸡店飘出的阵阵香味常令他驻足流连，但他决心实现给自己定下的目标：每个月只吃一次！

对门张博士有女朋友啦！她就是姐姐学校医务室新来的校医，还是姐姐给搭的桥呢。至于我大圣嘛，当然还是几年如一日的高贵帅气、人见人爱、花见花开……欢迎大家来我家做客，尝尝我们家的手艺。但是，本汪现在最重要的任务就是保持住好不容易得来的减肥成果！在我看来，比吃什么和怎么吃更重要的是和谁吃，你说对吗？

特别感谢

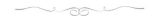

　　本书特别感谢中国绿色碳汇基金会副理事长兼秘书长刘家顺先生、中国疾病预防控制中心副研究员张宇博士的大力支持，以及所有不遗余力地为本书出版给予帮助的朋友们：Plantcept蔬食煮义、野馨家、黄皓宇、侯远青、汪昊、叶嘉、许帅、李明珂等可爱的朋友们。